Annette Sabersky

Apfelessig neu entdeckt

Der Alleskönner und
seine unbegrenzten
Verwendungsmöglichkeiten

Küchenwunder, Beauty-Mittel, Gesundheits-Elixier

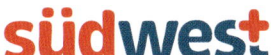

Inhalt

Vorgeschmack 10

**Kapitel 1:
Apfelessigs fruchtige Geschichte**

Die Wurzeln des Essigs 17

Essig in der Medizin 19

Was wirkt da eigentlich? 20

Alles Apfelessig? 21

    Hildegard von Bingen und der Apfel 21

    D. C. Jarvis und der Apfelessig 22

    Apfelessig heute 24

    Sind „Shekar" und „Hequa" traditionelle Stärkungsmittel? 25

**Kapitel 2: Herstellung von Apfelessig:
Vom Apfelsaft zum Essig**

Das Submers-Verfahren:
Wenn Bakterien baden gehen 29

Das Fessel- oder Spanbildner-Verfahren:
Essigbakterien auf Buchenholz 31

Das Oberflächen- oder Orléans-Verfahren:
Gut Ding will Weile haben 32

… und so geht es weiter 33

    Sauer im Sinne des Gesetzes 34

    Ist handwerklich hergestellter Essig besser? 35

Kapitel 3: Einkauf von Apfelessig: Am besten trüb und unerhitzt

Verschiedene Qualitäten, unterschiedliche Wirkungen	39
Apfelessig roh und trüb	39
Apfelessig roh und klar	40
Pasteurisierter Apfelessig	41
Apfelessig praktisch	42
Apfelessig mit Schwefelzusatz	43
Achtung, kein Apfelessig!	43
Trendy Getränke mit Apfelessig	44
Die Alternative: Apfelessig selber machen	45
Apfelessig aus Apfelwein	45
Apfelessig aus frischen Äpfeln	47

Kapitel 4: Fitmacher Apfelessig: Ein ganz besonderer Saft

Mehr als die Summe seiner Teile	51
Das alles ist drin	53
Star Essigsäure	53
Vielkönner Essigsäure	54
Auch Milchsäurebakterien stecken im Essig	54
Hallo Immunsystem	55
Polyphenole gegen Bakterien und freie Radikale	56
Superfood Essigmutter	58
Apfelessig – ein Vitamin- und Mineralstoffwunder?	59
Bio-Apfelessig ist bunter	60
(K)ein Quell für Ballaststoffe?	61
Essigsäuregärung macht Schadstoffe platt	61

Inhalt

Kleine Apfelessig-Apotheke 63
  Wie wird Apfelessig getrunken? 63
  Löffeleinheiten 65
  Apfelessig-Wasser: Basisrezept für jeden Tag 65
  Heilmittel Honig: Worauf muss man achten? 66
  Apfelessig + Honig = Oxymel 67
  Hilfe aus der Apfelessig-Apotheke: Von Abnehmen bis Zahnfleischentzündung 68
    Abnehmen 68
    Blähungen 70
    Blasenentzündung 71
    Bluthochdruck 71
    Blutzuckerspiegel-Regulation 72
    Cholesterin 72
    Corona 73
    Colitis ulcerosa 74
    Diabetes 75
    Durchfall 75
    Erkältungskrankheiten 77
    Fußpilz 78
    Husten 79
    Insektenstiche 80
    Kopfschmerzen 81
    Müdigkeit und Erschöpfung 82
    Mundgeruch 83
    Ohrenschmerzen und Ohrinfektionen 84
    Osteoporose 85
    Quallenstiche 86
    Schlafstörungen 86

Schnittwunden ... 87
Sodbrennen ... 88
Sonnenbrand ... 89
Verstopfung ... 90
Vaginale Pilzinfektion ... 91
Warzen ... 92
Wunden ... 93
Zahnfleischentzündung ... 93

Achtung, Apfelessig! ... 95

Vorsicht, Säure! ... 95
Hypoglykämie und Hypotonie ... 96
Histaminintoleranz ... 97
Hilft Apfelessig beim Basenfasten? ... 98
Apfelessig-Pillen – sinnvoll oder Unsinn? ... 99
Desinfektionsmittel selbst gemacht ... 99

Kapitel 5: Apfelessig ist auch in der Küche ein Allrounder

Apfelessig killt Lebensmittelkeime ... 102
Gemüse mit Essigwasser waschen? ... 105
Finger weg von vorgeschnittenen Salaten! ... 106
Schützt Essig vor Coronaviren? ... 106
Pflanzenschutzmittel mit Essig eliminieren? ... 107
Küchenhelfer Apfelessig ... 109
Apfelessig verhindert Verfärbungen ... 110
Zum Backen Essig statt Phosphat ... 110
Apfelessig macht Essen bekömmlicher und Fleisch zart ... 111
Apfelessig richtig aufbewahren ... 112

Inhalt

Genießen mit Apfelessig	113
Die Qual der Wahl: Kein Apfelessig schmeckt wie der andere	113
Lecker kochen mit Apfelessig – köstliche Rezepte	115
Drinks	116
Brotaufstriche	120
Salate	124
Warme Gerichte	130

Kapitel 6: Natürlich schön mit Apfelessig: Fruchtig-Saures für Haut und Haar

Apfelessig macht die Haut sauer	141
Die Haut in Zahlen	142
Achtung: Verträglichkeit prüfen	143
Apfelessig fürs Gesicht	144
Basisgesichtswasser	145
Gesichtswasser bei Problemhaut	145
Erfrischendes Gesichtsspray	146
Coole Gesichtsmaske	146
Heilende Gesichtsmaske	147
Maske für trockene Haut	147
Apfelessig-Peeling pur	148
Apfelessig-Kosmetik für Männer	149
Aftershave	149
Hilfe bei Rasurbrand	150
Apfelessig fürs Haar	151
Saure Rinse & andere Apfelessig-Spülungen	151
Haarseifen waschen anders	152
Honig-Essig-Haarfestiger	153

Ganzkörperpflege mit Apfelessig 154
    Frische Apfelessig-Waschung 154
    Deodorant 154
    Apfelessig-Massagen 155
    Bäder 156
    Körperpeeling 157

Apfelessig für die Hände 158
    Handreinigung 158
    Handpflege 159

Apfelessig für die Füße 160
    Apfelessig Fußbad 160
    Hornhautkiller Apfelessig 161
    Erfrischendes Fußspray 161

Nachgeschmack 162

Weiterführende Literatur und Weblinks 163

Register 167

Bildnachweis 173

Impressum 174

Vorgeschmack

Bis vor Kurzem hatte ich, ehrlich gesagt, noch keine allzu großen Sympathien für Essig. Zu sauer! Also ja, einen Spritzer im Salatdressing fand ich schon lecker. Aber verdünnten Apfelessig morgens auf nüchternen Magen trinken, wie es immer wieder empfohlen wird? Never!

Als das Angebot kam, ein Buch über Apfelessig zu schreiben, war es dann aber doch verlockend, das Projekt anzugehen. Im Rahmen meiner Recherchen für ein früheres Buch (*Einfach fermentieren: Gesund durch fermentiertes Superfood*, Heyne Verlag 2017) hatte ich bereits gemerkt, dass mich der Herstellungsvorgang, die Fermentation, enorm fasziniert, etwa die Vergärung von Weißkohl zu Sauerkraut oder von Milch zu Joghurt. Denn bei diesem Prozess entstehen sowohl ganz neue, intensive Aromen, als auch Substanzen, die der Gesundheit förderlich sind. Und nichts anderes passiert bei der Essigherstellung: Äpfel werden zu Apfelwein gekeltert und dieser zu Apfelessig fermentiert, also vergoren. Es entsteht dabei ein völlig neues Lebensmittel, das mit dem ursprünglichen Produkt, dem Apfel, nicht mehr sehr viel gemeinsam hat.

Dass wirklich kein Apfelessig wie der andere schmeckt, stellte ich fest, als ich eine – nicht repräsentative, rein subjektive – Kostprobe von rund 20 verschiedenen Apfelessigen zu mir nahm. Ins Glas kamen preiswerte Apfelessige aus dem Supermarkt für wenige Cent je Liter, mittlere Qualitäten und Apfelessige, die in kleinen Mengen in Manufakturen von Hand hergestellt werden und – im Vergleich zu den günstigen Apfelessigen – rund das Zwanzigfache kosten. Das Ergebnis: In allen Kategorien gibt es alles – Essige von sehr sauer bis mild, von fad bis fruchtig, leckere und nicht ganz so schmackhafte.

Im Rahmen der Buchrecherche wollte ich aber vor allem prüfen, wie es um die gesundheitlichen Wirkungen des Apfelessigs steht. Denn er ist ja nicht nur als Gewürz, also wegen seiner fruchtigen Säure beliebt, sondern wird auch in Bezug auf zahlreiche medizinische Wirkungen gelobt. Sieht man sich die Berichte in den neuen Medien und in Büchern genauer an, stellt man fest, dass es zwei große Lager gibt. Das eine überhöht den Apfelessig und behauptet, (fast) jede Krankheit lasse sich damit heilen. Das andere bezeichnet die Wirkungen durchweg als „Humbug".

Eine Herausforderung war es also, die Spreu vom Weizen zu trennen. Zum Glück gibt es einen Fundus von rund 100 internationalen Studien und Übersichtsarbeiten, die die gesundheitlichen Wirkungen und Inhaltsstoffe des Apfelessigs (oder auch des Essigs allgemein) zum Gegenstand haben. Zwar kommen diese Arbeiten meist zu dem Schluss, dass weitere Forschung nötig sei, um das gerade Erforschte noch weiter zu erforschen …

Doch manches ist auch eindeutig: So wirken die in jedem Essig enthaltenen Säuren ohne Frage antibakteriell, also gegen Keime. Und sie bieten nach allem, was man heute weiß, nicht nur Bakterien Paroli, sondern auch sogenannten behüllten Viren, zu denen auch das neuartige Coronavirus zählt! Hingegen scheinen Aussagen, dass Apfelessig vor Vitaminen nur so strotze, ja, dass es im Zuge der Gärung sogar zu einer Anreicherung komme, nicht zuzutreffen. Und so waren die Erkenntnisse zu den gesundheitlichen Wirkungen und zu den Inhaltsstoffen besonders spannend: Mal bestätigten sie sich, mal nicht.

Die Idee für dieses Buch kam übrigens von einem Apfelessig-Hersteller, der Firma Friedrich Feldmann aus Karlsruhe. Dort wollte man wissen, was nun dran ist am vermeintlichen „Wundermittel Apfelessig", und hat darum eine neutrale Person gebeten, dies zu recherchieren – mich. Das Unternehmen hat das Projekt auch bezuschusst, nahm jedoch keinerlei Einfluss auf das Konzept oder die Inhalte des Buches. Dies wurde im Vorfeld vertraglich so festgeschrieben – und ist im Impressum nachlesbar (siehe Seite 174).

Dennoch habe ich auf eigenen Wunsch das Fachwissen einiger Mitarbeiter der Firma Feldmann angezapft, um die Thematik besser greifen zu können. Ich wollte zum Beispiel verstehen, wie die Herstellung des Apfelessigs genau funktioniert, denn dazu gibt es sehr viele – häufig widersprüchliche – Informationen. Und ich wollte auch wissen, wie man eine gute Essigqualität erkennt. Denn das Etikett auf der Flasche ist hier wenig hilfreich, etwa bei der Frage, ob der Essig roh ist oder erhitzt wurde. Bedanken möchte ich mich daher bei Sandra Paulsch, Elaine Meissner, Nino Haase sowie Angelika und Johannes Kaluza für die konstruktive Zusammenarbeit.

Vorgeschmack

Nun aber zum Buch!

Gleich im ersten Kapitel wird die Frage geklärt, ob Apfelessig tatsächlich seit dem Mittelalter (oder noch viel länger) für medizinische Zwecke genutzt wird. Die Kapitel über die Herstellung von Apfelessig (Kapitel 2) und den Einkauf (Kapitel 3) legen offen, was das Etikett nicht verrät und wie gute Qualität erkennbar ist. Dies ist besonders wichtig, wenn der Apfelessig für gesundheitliche Zwecke genutzt werden soll (Kapitel 4). Von Abnehmen über Ohrenschmerzen bis hin zur Zahnfleischentzündung – die „Kleine Apfelessig-Apotheke" erklärt, wie der saure Saft bei gesundheitlichen Beschwerden hilft und wo seine Grenzen liegen. Wer nun Appetit bekommen hat, findet anschließend in Kapitel 5 leckere Rezepte: von fruchtigen Drinks über fluffige Brotaufstriche bis hin zu herzhaften Hauptgerichten. Natürlich mit Apfelessig! Die Anleitungen wurden von der Rezeptexpertin Regina Rautenberg für dieses Buch entwickelt. Zum Schluss geht es um die Schönheit von Kopf bis Fuß (Kapitel 6). Denn Apfelessig ist nicht nur lecker und gesund, er ist auch bestens für die Pflege von Haut und Haaren geeignet und somit eine klasse Naturkosmetik.

Eine spannende Lektüre und guten Appetit!

Annette Sabersky
Hamburg, im März 2021

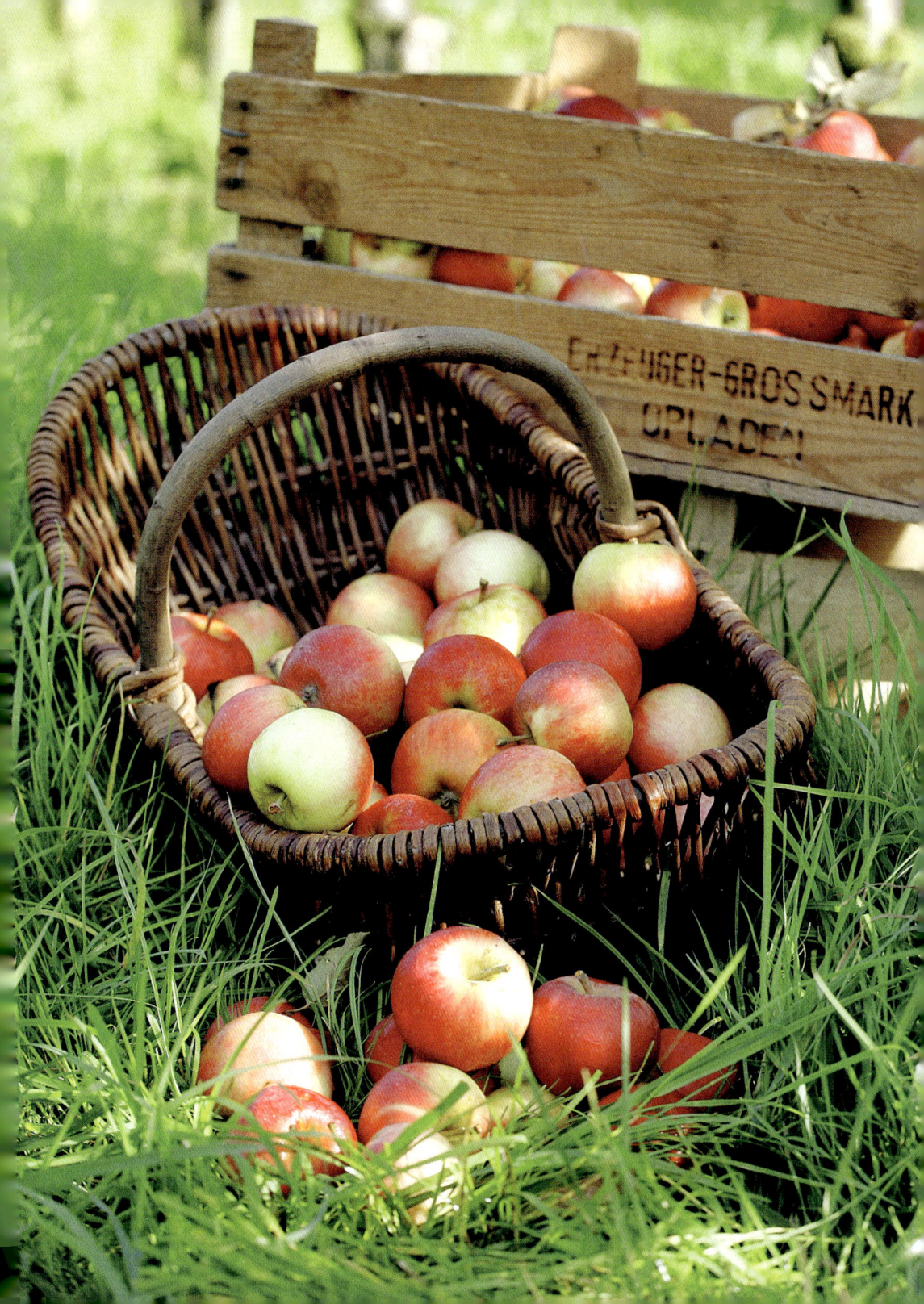

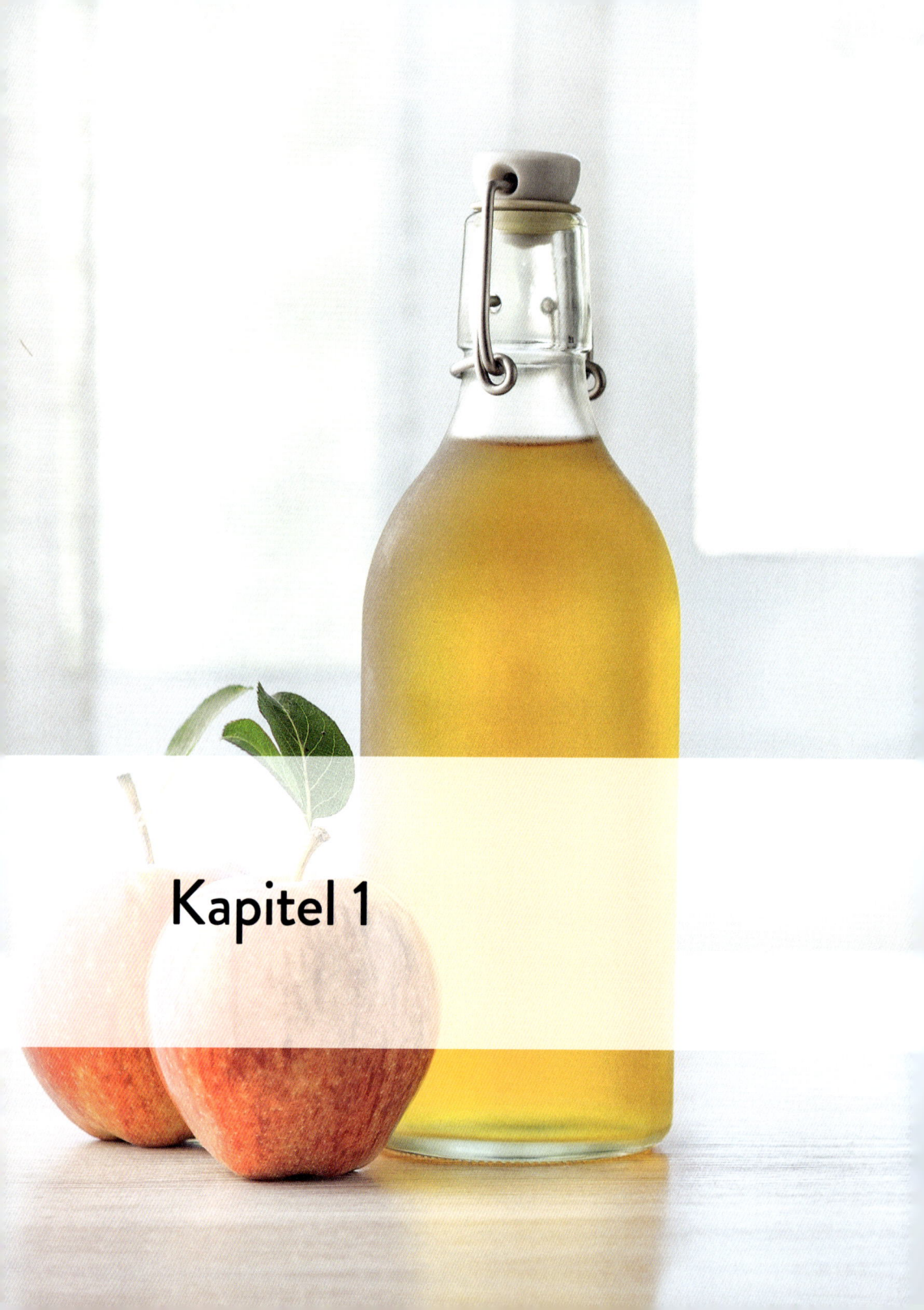

Kapitel 1

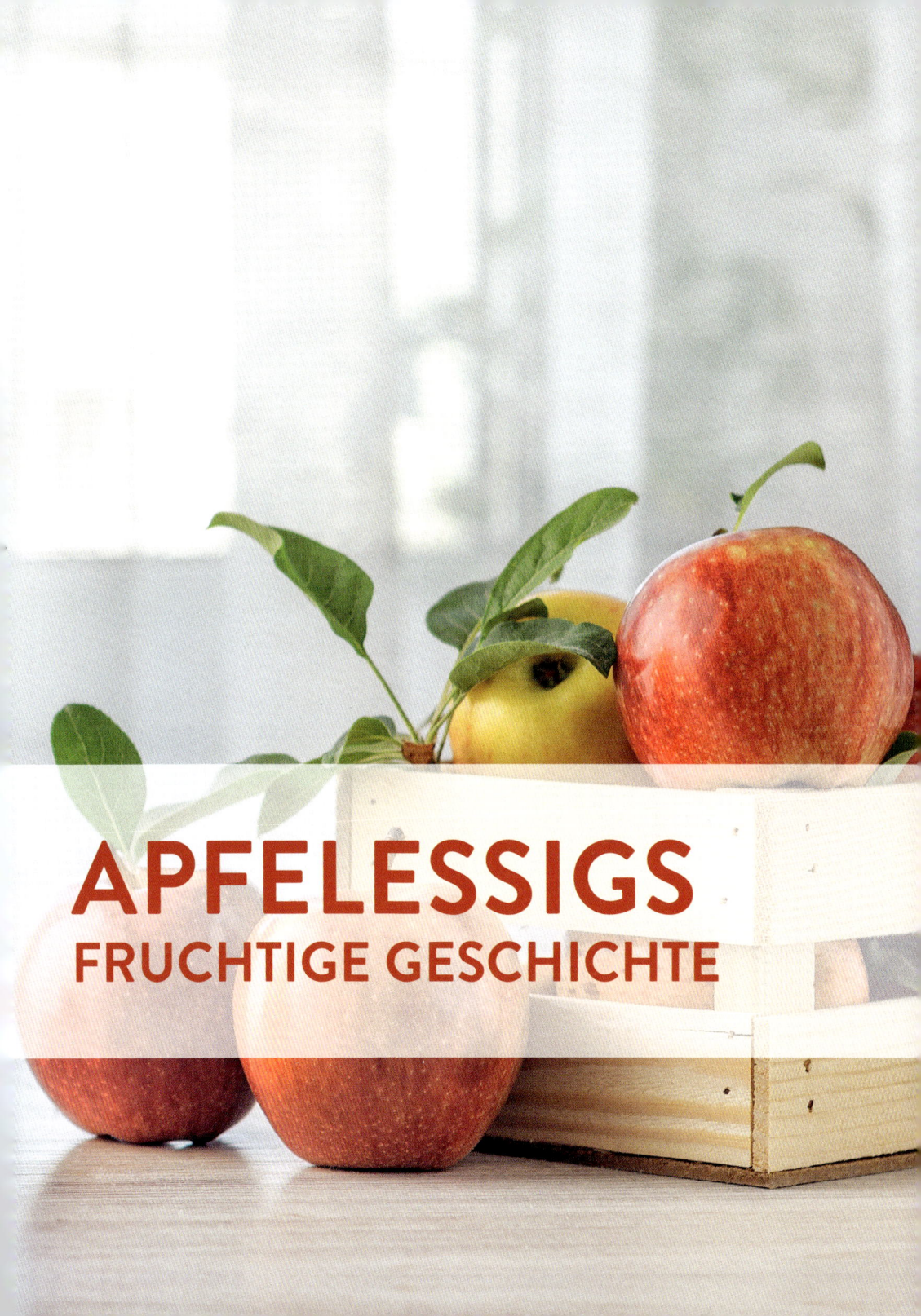

APFELESSIGS
FRUCHTIGE GESCHICHTE

Apfelessigs fruchtige Geschichte

Es gibt wohl keinen Essig, über den so viel geschrieben wird wie über den Apfelessig. Zahlreiche Bücher berichten über ihn, loben ihn als Heilmittel, Stärkungstrank und Desinfektionsmittel. Fast wöchentlich erscheinen Zeitschriftenartikel, die über den „Alleskönner Apfelessig" berichten, und fast täglich gibt es irgendwo neue Blog- und Webbeiträge zum Hausmittel Apfelessig, seine Anwendung in der Naturkosmetik und Medizin. Das ist nicht nur spannend, es zeigt auch das Interesse an dem Lebensmittel, das schlicht und ergreifend aus nur einer Zutat hergestellt wird: Äpfeln.

Oft wird darauf verwiesen, dass der Apfelessig bereits seit Urzeiten in der Naturheilkunde und Medizin eingesetzt wird. Doch tatsächlich ist über die Historie des Apfelessigs gar nicht so viel bekannt, wie eine umfangreiche Literaturstudie über *Die Kulturgeschichte des Essigs in Mitteleuropa* ergab. „Obwohl gut angenommen werden kann, dass der Apfelessig vielleicht der erste Essig überhaupt war, der jemals vom Menschen bewusst hergestellt und konsumiert wurde, spielten dennoch der Weinessig und selbst Getreideessige in allen historisch fassbaren Zeitabschnitten offenkundig eine bei weitem größere Rolle als Fruchtessige wie eben der Apfelessig", erklärt der Historiker Dr. des. Georg Thalmeier, der sich im Rahmen seiner (bislang unpublizierten) Dissertation vom Februar 2020 intensiv mit der Geschichte des Essigs beschäftigt hat.

Steigt man, wie Georg Thalmeier, tiefer in die Geschichte des Essigs ein, stellt man fest, dass insbesondere die Aussagen zur Heilwirkung nicht so sehr den Apfelessig betreffen, sondern den Weinessig (aus Trauben). So wird oft behauptet, dass schon die Heilerin Hildegard von Bingen (1098 bis 1179) Apfelessig regelmäßig als Therapeutikum benutzt habe. Der Essig solle „das stinkende im Menschen" reinigen und dafür sorgen, dass das „Essen seinen rechten Weg" geht, also eine gesunde und starke Verdauung fördern. Hildegard von Bingen schätzte Äpfel und ihre Wirkstoffe tatsächlich und nutzte sie für die Heilung. Doch einen daraus hergestellten Essig verwendete sie, nach allem, was man heute weiß, nicht.

Das heißt aber nicht, dass alle Informationen, die über Apfelessig und seine gesundheitlichen Wirkungen veröffentlicht wurden, frei erfunden sind. Nur ist seine Geschichte wohl nicht ganz so alt, wie man lange meinte.

Die Wurzeln des Essigs

Um den Apfelessig und seine Geschichte besser zu verstehen, hilft es, mehr über den Essig im Allgemeinen zu wissen. Sicher ist, dass er zunächst nicht vom Menschen gemacht wurde, sondern die Natur ihn quasi selbst erfunden hat. Und zwar so: Fällt ein Apfel vom Baum und bleibt auf dem Boden liegen, riecht er zunächst noch schön fruchtig, dann nach Alkohol und später sauer – wie Essig. Das alles ist das Werk von unzähligen Mikroorganismen. Zunächst gehen Hefen, die überall in der Luft und am Boden herumschwirren, ans Werk. Sie vergären den Zucker im Obst zu Alkohol. Ist ein bestimmter Gehalt erreicht, machen sich Essigsäurebakterien darüber her, die ebenfalls allseits vorhanden sind. Sie fermentieren den Alkohol zu Säure. So entstand auch der Name „Essig". Er leitet sich vom lateinischen „acer" (sauer) ab, woraus schließlich die Bezeichnung „Acetum" wurde: Essig.

Wenn also aus Wein Essig wird, ist der saure Saft mindestens so alt wie der Wein, vermutlich gibt es ihn aber schon viel länger. „Er ist wohl noch ein gutes

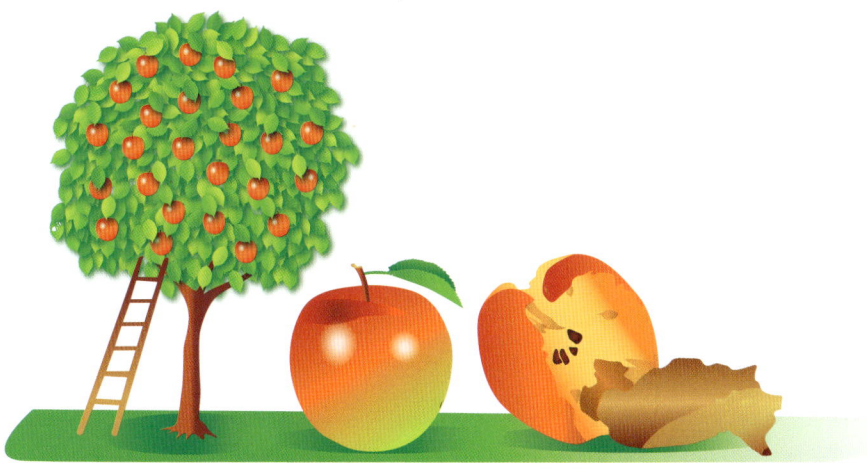

Die Natur als Produzent: Biotransformation in der Natur

Stück älter, nämlich ebenso alt wie der erste gepresste Fruchtsaft, der je vom Menschen bewusst und in größeren Mengen aus Früchten gewonnen wurde", heißt es in der Essig-Doktorarbeit.

Anfangs wurde Essig vermutlich als ungenießbar angesehen. Eine sehr saure, trübe Flüssigkeit, in der sich vielleicht auch Essigfliegen tummeln – wer will da gern zugreifen? Doch dann hat ihn doch jemand probiert. Georg Thalmeier wagt die Hypothese, dass der Essig vielleicht erstmals vor Tausenden von Jahren von einem Stammesältesten probiert wurde – weil die Wein- oder Saftvorräte zu Neige gingen und das Volk etwas zu trinken brauchte. Wie auch immer: Später war mit Wasser gemischter Essig ein Genuss- und Schutzmittel, das Bevölkerungsschichten tranken, die sich keinen Wein leisten konnten – und die Soldaten zur Stärkung.

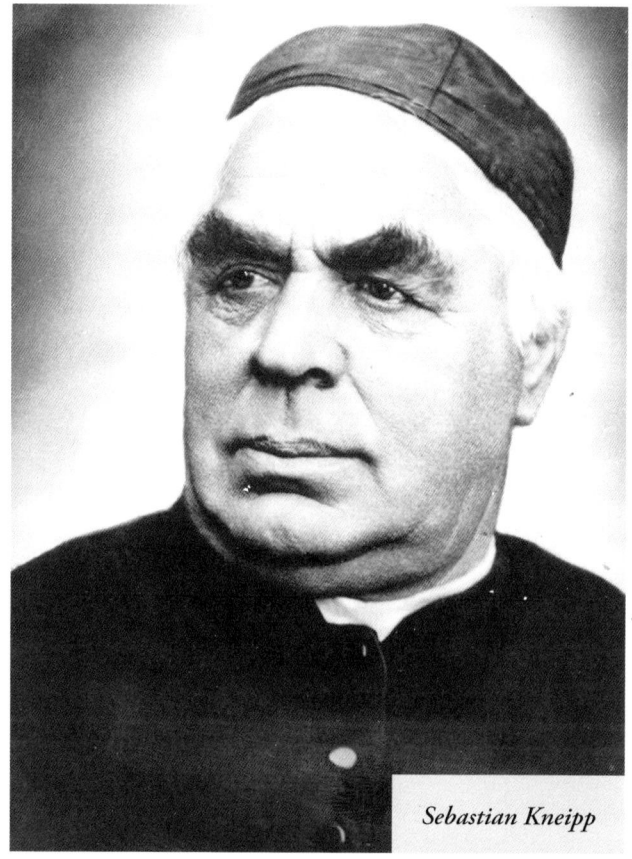

Sebastian Kneipp

Essig in der Medizin

Schon im Neubabylonischen Reich (ab 626 v. Chr.) tranken die Menschen Essigwasser zur Erfrischung, wenn auch mit Wein gemischt. Zudem konservierten sie Fleisch mit dem sauren Saft und heilten damit kleinere Erkrankungen. Der griechische Arzt Hippokrates (460 bis 370 v. Chr.) soll mit Essig diverse Leiden, von Atemwegserkrankungen über Verdauungsbeschwerden bis hin zu Zahnwunden, kuriert haben. In der Antike (800 v. Chr. bis 600 n. Chr.) wurde Essig des Weiteren zum Marinieren von Fleisch, zum Konservieren von Lebensmitteln und zur Desinfektion benutzt. Für die Römer war Essigwasser Erfrischungs- und Aufbaumittel. Die Legionäre mussten regelmäßig Essigwasser trinken, um sich vor Erkrankungen zu schützen. Es wurde ihnen als alkoholfreie Alternative zu Wein angeboten.

Im 16. Jahrhundert war Essig dann ein probates Mittel gegen die Pest. Ärzte schützten sich mancherorts vor Ansteckung, indem sie eine spitze Maske trugen, in die ein mit Essig getränktes Tuch eingelegt wurde. Corona lässt grüßen! Pfarrer Sebastian Kneipp (1821 bis 1897) war nicht nur von der heilenden Wirkung des Wassers überzeugt, sondern auch von der des Essigs. Deshalb verordnete er seinen Patienten eine tägliche Ganzkörperwaschung: Mit einem Gemisch aus Essig und Wasser wurde der Körper von Kopf bis Fuß abgerieben. Das sollte ihn stärken und abhärten. Kneipp empfahl auch Fußwickel mit Essig gegen Nervosität und zur Anwendung bei Schlafstörungen. Bis heute spielen sogenannte Essigwickel und Essigsocken in der Naturheilkunde eine wichtige Rolle (siehe ab Seite 63: Kleine Apfelessig-Apotheke).

Apfelessigs fruchtige Geschichte

Was wirkt da eigentlich?

Die Heilkundigen der Vergangenheit machten zwar die Erfahrung, dass Essig vor Krankheit schützt und auch bei deren Behandlung hilft. Doch sie wussten noch nicht, warum. Erst im 19. Jahrhundert begann man mit der Erforschung des Essigs. Der Chemiker und Mikrobiologe Louis Pasteur (1822 bis 1895) zeigte, dass es die Essigsäurebakterien sind, die maßgeblich an der Entstehung des Essigs beteiligt sind. Der Verhaltensforscher Iwan Petrowitsch Pawlow (1849 bis 1936) bewies, dass saure Speisen, etwa mit Essig angereichertes Essen, den Speichelfluss in Gang setzen und so den Verdauungsvorgang unterstützen. Es hagelte auch mehrere Nobelpreise rund um den Essig. Der für Chemie ging 1907 an den Chemiker Eduard Buchner (1860 bis 1917), der zeigte, dass Enzyme die Essigsäurebakterien dazu anregen, den Alkohol aus Wein zu Essigsäure zu vergären. Der Arzt Hans Adolf Krebs (1900 bis 1981) brachte später den wichtigen Nachweis, dass alle Lebewesen in größeren Mengen Essigsäure produzieren. Sie entsteht beim Abbau der Grundnährstoffe Eiweiß, Fett und Kohlenhydrate und ist ein wichtiges Zwischenprodukt des Stoffwechsels. Denn sie wird von den Zellen in Form von aktivierter Essigsäure (sogenanntem Acetyl-CoA) zur Energiegewinnung genutzt. Für diese Entdeckung erhielt Krebs 1953 den Nobelpreis für Medizin.

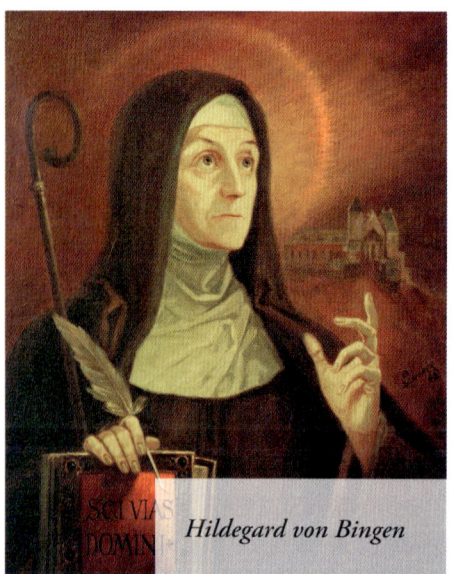
Hildegard von Bingen

Alles Apfelessig?

Essige aus Trauben und aus Getreide sind also seit Jahrtausenden wichtige Heil- und Hilfsmittel. Für den Apfelessig gibt es diesbezüglich zwar, wie gesagt, nur wenige Belege. Doch es gibt sie. So beschreibt der römische Gelehrte Plinius der Ältere (24 bis 79 n. Chr.) in einem Werk zur Naturheilkunde ausführlich den Apfel und seine heilende Wirkung und erwähnt auch den Apfelwein. Vermutlich habe darum auch der Apfelessig eine gewisse Rolle gespielt, nimmt der Historiker Georg Thalmeier an, „zumindest bei den Bevölkerungsschichten, welche sich den allseits geschätzten Weinessig (aus Trauben) nicht leisten konnten oder keine Möglichkeit hatten, an diesen heranzukommen". Auch der Militärarzt Pedanios Dioskurides (1. Jahrhundert n. Chr.), einer der bekanntesten Ärzte der Antike, stellte unter Kaiser Nero Arzneien aus den Blättern, Blüten und reifen Früchten des Apfelbaums her. Anzunehmen sei, so Thalmeier, dass Dioskurides Essig, Wein und Öl verwendete, um die Wirkstoffe aus dem Grün herauszulösen – auch wenn es keine konkreten Informationen zur Anwendung des Essigs gebe.

Hildegard von Bingen und der Apfel

Die Heilerin Hildegard von Bingen schätzte Äpfel in fast jeder Form für medizinische Anwendungen, unter anderem bei Gicht, Leber- und Milzschwäche. Sie nutzte sie auch zur Behandlung „der Verdunklung der Augen" und „bei Schmerzen in den Schulterblättern und in den Lenden". Jedoch wird der Apfelessig in ihren medizinischen Werken *Physica* und *Causae et curae* nicht ausdrücklich erwähnt, erklärt Georg Thalmeier. Es sei aber davon auszugehen, dass Äpfel oder Teile davon in Essig (aus Trauben) eingelegt wurden, um daraus einen sogenannten Ansatzessig zu gewinnen. Dieser „Essig", der aber kein echter Essig ist, wurde dann für medizinische Zwecke genutzt.

Möglicherweise spielte der Apfelessig aber im 10. Jahrhundert in Großbritannien eine bedeutende Rolle. Genau genommen waren es auch hier erst einmal die Äpfel und deren Wirkstoffe, die als Medizin verwendet wurden, nicht der Essig. Doch in den Schriften der damaligen Zeit nehmen sie vergleichsweise viel mehr Raum ein als in den Lehrbüchern aus anderen europäischen Ländern. Dies sei ein Grund anzunehmen, dass damals auch schon Apfelessig hergestellt und verwendet worden sei, so *Die Kulturgeschichte des Essigs in Mitteleuropa*. Auch weil in England vorrangig Apfel- und nicht Traubenanbau betrieben wurde, sei es wahrscheinlich, dass der Apfelessig der am häufigsten produzierte Essig in England gewesen sei.

Spätestens seit Beginn des 19. Jahrhunderts ist die Verwendung von Apfelessig aber besser dokumentiert. In einem Buch von 1814 über die Nutzung landwirtschaftlicher Produkte heißt es, „dass aus allen Arten von Aepfeln ohne viel Mühe ein vortrefflicher Essig bereitet werden kann". Um 1840 wird die Herstellung von Essig aus Obst in einem Fachbuch des Verlegers Johann Carl Leuchs dann ganz genau beleuchtet: „Alles Obst und alle zukerhaltigen Früchte, welche Wein geben, können auch auf Essig benutzt werden. Am häufigsten werden Holzbirnen, Holzäpfel, faule Aepfel und Birnen auf Essig benutzt …"

Auch wenn aus heutiger Sicht natürlich kein faules Obst in den Essig darf – der medizinischen Karriere des Apfelessigs tat dies keinen Abbruch. Und so wurde er dann Mitte des 19. Jahrhunderts in den Anzeigen von Tageszeitungen als Allrounder angepriesen, etwa als Mittel gegen Magenleiden, Verstopfung, Kopfschmerzen und Migräne.

D. C. Jarvis und der Apfelessig

Dass Apfelessig heute praktisch in aller Munde ist, ist auch dem amerikanischen Arzt Dr. DeForest Clinton Jarvis, kurz D. C. Jarvis, zu verdanken. Anfang des 20. Jahrhunderts verschlug es den jungen Facharzt für Hals-Nasen-Ohren-Krankheiten in den kleinen US-amerikanischen Staat Vermont an der Grenze zu Kanada. In der weitläufigen ländlichen Gegend, in der nicht bei jedem Fieber oder Husten gleich ein Arzt gerufen werden konnte, setzte die

Bevölkerung gegen Krankheiten auf die Vorbeugung mit Naturstoffen. Neben einer möglichst naturbelassenen Ernährung mit Produkten aus dem eigenen Garten spielte hier auch Apfelessig eine Rolle.

Nicht nur die Tiere bekamen den sauren Trank ins Futter gemischt, um sie gesund zu erhalten oder bei Darmproblemen, Entzündungen und Unfruchtbarkeit zu kurieren. Auch die Menschen tranken regelmäßig Apfelessig gemischt mit Wasser. Das faszinierte den jungen Arzt und so begann er, alle Anwendungen genau zu dokumentieren, tauschte sich mit Kollegen aus und entwickelte schließlich eine eigene Kostform. Sie bestand aus einer pflanzenbetonten vegetarischen Ernährung, zu der täglich ein Glas Apfelessig mit Wasser und Honig gehörte.

Doch der Doc behandelte auch diverse Krankheiten mit dem Sauergetränk – von Blasenentzündungen und Bluthochdruck über Kopfschmerzen und Halsschmerzen bis hin zu Magenschmerzen und Müdigkeit. Seine gesammelten Erfahrungen mit der „Vermonter Volksmedizin" veröffentlichte D. C. Jarvis 1958 in seinem Buch *5 x 20 Jahre leben*. Das Buch heißt so, weil die Vermonter und auch Jarvis davon ausgingen, dass Menschen fünfmal so lange leben, wie sie für ihre „körperliche Reifung" benötigen. Gemeint ist der Zeitpunkt, ab dem der Mensch erwachsen ist, also mit etwa 20 Jahren. Mit einer gesunden Ernährung inklusive Apfelessig-Drink würde also das stolze Alter von 100 Jahren erreicht.

Ob das klappte, bleibt unklar. Sicher ist aber, dass Jarvis die medizinischen Wirkungen des Apfelessigs vor allem mit dessen Mineralstoffgehalt begründete. Namentlich dem Kalium sprach er eine besondere Bedeutung zu: „Um unser Körpergebäude zu errichten und instand zu halten, müssen wir die außerordentliche Wichtigkeit der Mineralien in Betracht ziehen", schreibt er in *5 x 20 Jahre* leben. „All diese im Körper vorhandenen Mineralsalze tragen dazu bei, dass er gut funktioniert; mit anderen Worten: sie machen unser Leben lebenswert."

Auch wenn man heute weiß, dass Apfelessig nicht unbedingt ein Mineralstoffwunder ist (siehe dazu Kapitel 4), so liefert er doch eine Vielzahl an gesundheitsfördernden Substanzen, die die von Jarvis ermittelten Wirkungen erklären könnten. Und so hat auch die von Jarvis entwickelte Rezeptur für den täglichen Apfelessig-Genuss weiterhin Bedeutung. Jarvis empfiehlt in *5 x 20 Jahre* zwei Teelöffel Honig und zwei Teelöffel Obstessig (gemeint ist Apfelessig), die in einem Glas Wasser gelöst werden. Dieser Trank solle einmal bis mehrmals täglich verzehrt werden. Die Häufigkeit des Genusses hänge davon ab, „wieviel geistige und körperliche Arbeit zu leisten ist", so Jarvis.

Apfelessig heute

Seit der Veröffentlichung des Buches von J. C. Jarvis erschienen immer neue Bücher und Berichte über Apfelessig und seine gesundheitlichen Wirkungen – ob Cyril Scott (*Cider Vinegar*), Paul C. und Patricia Bragg (*Apple Cider Vinegar,* deutsch: *Natürlicher Apfelessig: Das Gesundheits-Elixier*, 1994, Waldt-

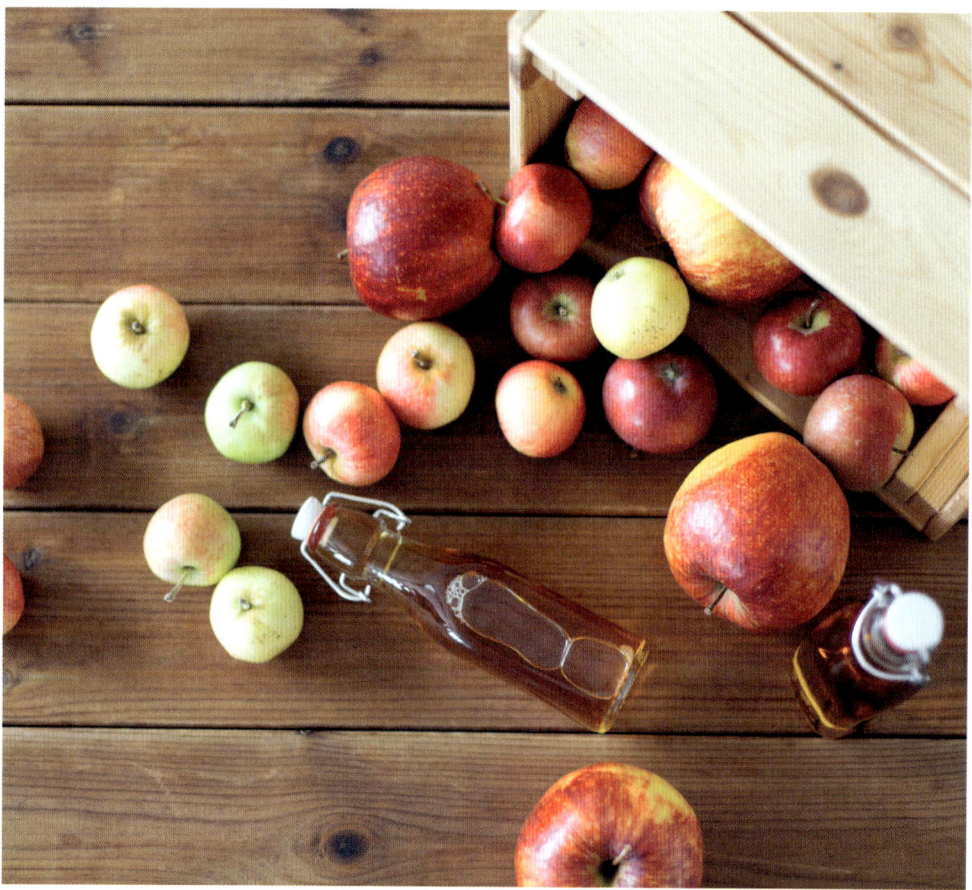

hausen) oder Margot Hellmiß (*Natürlich heilen mit Apfelessig: Die besten Anwendungen für mehr Wohlbefinden*, 2013, Südwest Verlag). Immer mehr Menschen erfuhren so von den Wirkungen des Apfelessigs. Zugleich gelangte er in den Blick der Forschung. Gut so, denn dadurch verließ der Apfelessig den Bereich des Mystischen und seine Wirkungen wurden auf eine wissenschaftliche Basis gestellt. Mehr als 100 Studien finden sich heute in den internationalen Datenbanken zum Apfelessig und zum Essig im Allgemeinen. Sie zeigen, dass Apfelessig beim Abnehmen hilft, den Blutzucker reguliert und bei Entzündungen aller Art die Heilung unterstützt (siehe Kapitel 4). Essig ist auch ein probates Desinfektionsmittel und somit ein guter Begleiter in Zeiten von Corona (siehe Kapitel 5).

Die Studien zeigen aber alle auch, dass hier nicht eine einzige Supersubstanz wirkt, sondern eine Fülle von Stoffen den Apfelessig zu dem machen, was er ist: ein ganz besonderer Saft.

Sind „Shekar" und „Hequa" traditionelle Stärkungsmittel?

Schon im Altertum soll es ein Getränk gegeben haben, das sich Shekar nannte. Es bestand populären Büchern zufolge aus Apfelessig mit Wasser und wurde von den unteren Bevölkerungsschichten als Weinersatz genossen. Doch Überlieferungen, die belegen, dass es sich bei dem Getränk tatsächlich um einen Apfelessig-Mix handelte, gibt es wohl gar nicht. Der Historiker Georg Thalmeier konnte im Rahmen seiner Doktorarbeit über Die Kulturgeschichte des Essigs in Mitteleuropa *(siehe Seite 16) keine Belege dafür finden. Das Gleiche gilt auch für Hequa, ein Erfrischungsgetränk, das angeblich von den alten Ägyptern zur Stärkung getrunken wurde.*

Es gibt heute Getränke, die mit Bezug auf die alten Ägypter gewerbsmäßig hergestellt und verkauft werden. Diese Brausen mit Apfelessig sind etwa mit Ingwer und Zitrone oder mit Johannisbeere und Hibiskus aromatisiert. Auch wenn die Beweise für Hequa fehlen, lecker sind die Apfelessig-Brausen ohne Frage.

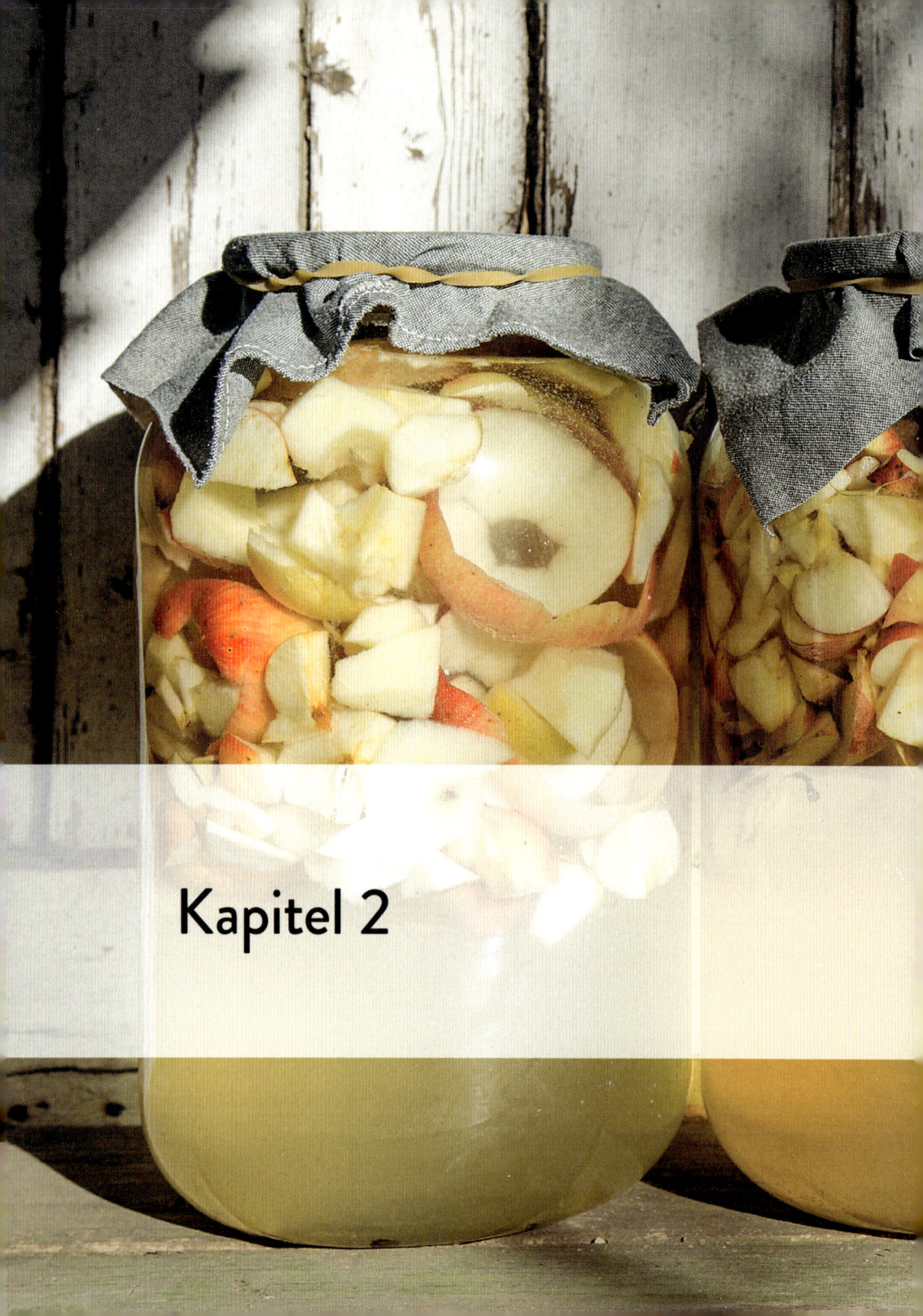

Kapitel 2

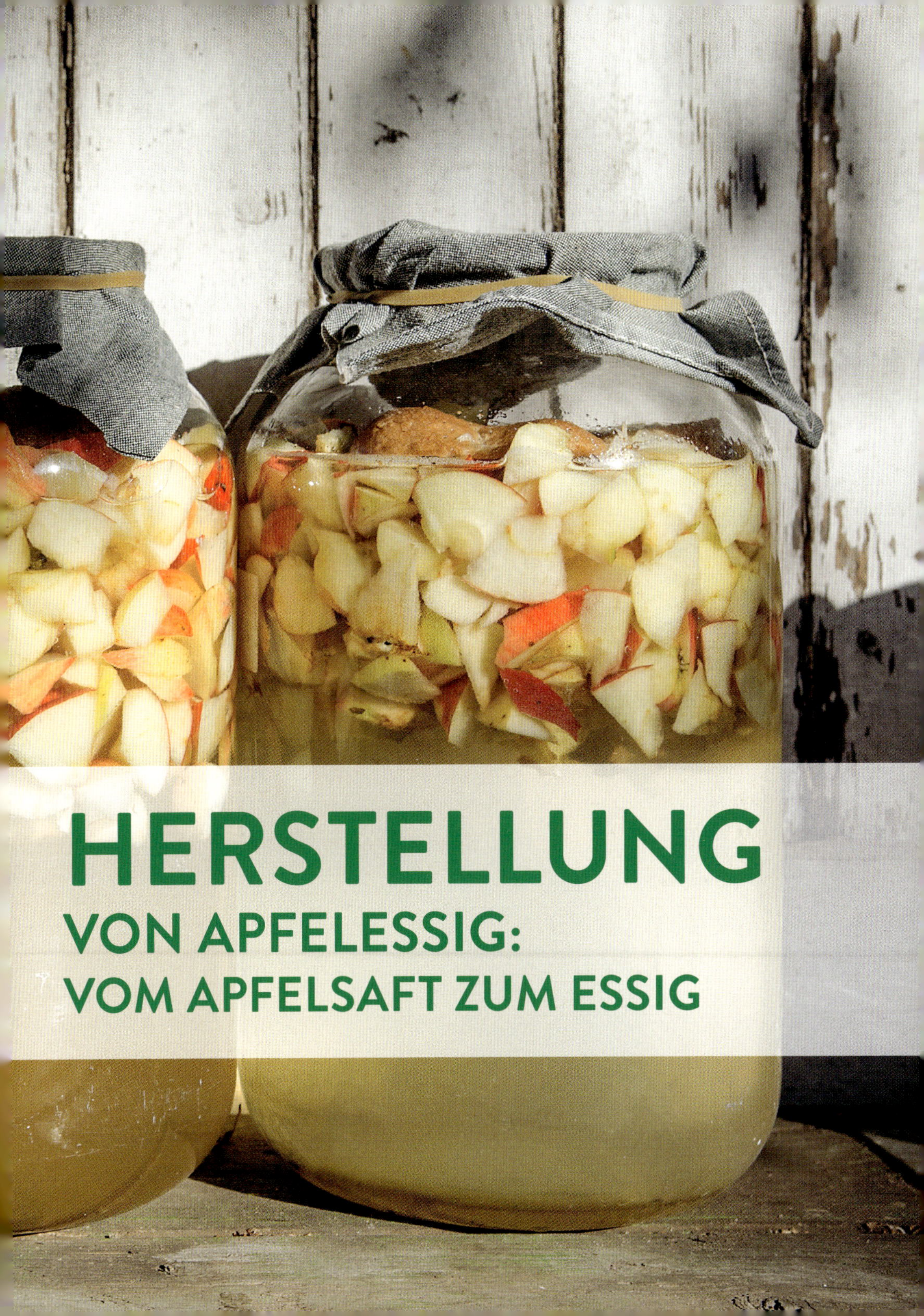

HERSTELLUNG
VON APFELESSIG: VOM APFELSAFT ZUM ESSIG

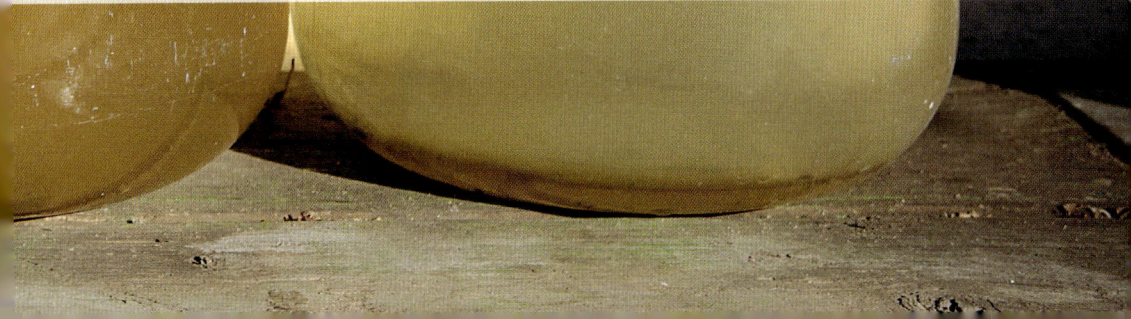

Herstellung von Apfelessig: Vom Apfelsaft zum Essig

Dass Essig ursprünglich eher ein Zufallsprodukt war, scheint sicher. Wein, der eine Weile offen bei Zimmertemperatur herumstand, verwandelte sich in ein sehr saures, aber durchaus genießbares Getränk. Was genau mit dem Wein passiert war, wurde erst klarer, als sich Ende des 19. Jahrhunderts der Mikrobiologe und Chemiker Louis Pasteur des Essigs annahm und begann, ihn konkret zu erforschen. In seinen *Études sur le vinaigre*, seinen Studien über den Essig, fand er heraus, dass „gute" Bakterien den Alkohol aus dem Wein in Essigsäure umwandeln und ihn so zu Essig vergären. Diese Bakterien befinden sich überall in der Umgebungsluft und gelangen sozusagen im Direktflug in den Wein. Doch sie benötigen Sauerstoff, um aktiv zu werden. Den beziehen sie wiederum aus der Luft. In der Fachsprache heißt es, sie arbeiten aerob. Die chemische Formel der Essigsäure – das ist die Hauptsäure in dem sauren „Saft" – lautet CH_3COOH.

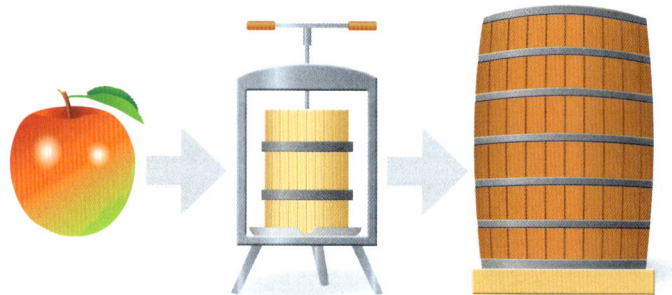

Drei Schritte zum Apfelessig: Saft pressen, Wein gären und …

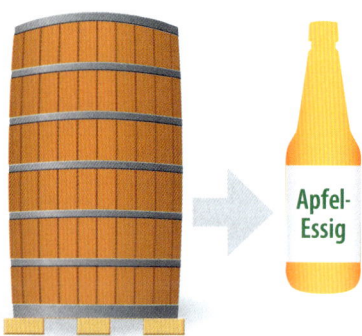

… Essig fermentieren

Das Submers-Verfahren: Wenn Bakterien baden gehen

Mithilfe dieses Wissens und durch Ausprobieren entstand im Laufe der Zeit die professionelle Essigherstellung. Drei Verfahren etablierten sich dabei. Das modernste Verfahren ist die sogenannte Submers-Methode. Sie wird vor allem für die industrielle Herstellung großer Mengen an Apfelessig genutzt. Bei diesem Verfahren wird Apfelwein in einen Gärtank oder Gärbottich gegeben und unter Zufuhr von Sauerstoff bei etwa 26 Grad Celsius zu Essig vergoren.

Die Essigbakterien, die benötigt werden, gelangen auf verschiedenen Wegen in den Wein, der vergoren werden soll. Ein kleiner Teil kommt aus der Umgebungsluft in den Tank. Auch in einem Essigwerk liegen die Essigbakterien ja sozusagen in der Luft. Zudem belässt man im Zuge der Herstellung einfach immer einen Teil des fertigen Essigs im Gärgefäß (der Rest wird entnommen und in große Behältnisse abgefüllt). Dieser Teil enthält noch aktive Essigbakterien, die sich dann über den frischen Apfelwein hermachen, der in den Gärtank gefüllt wird.

Der Sauerstoff, den die „guten" Bakterien benötigen, wird mithilfe eines Belüftungsrades in die Flüssigkeit eingebracht – man könnte auch sagen: geschleudert. Die Gärbakterien können quasi im Sauerstoff „baden" und finden somit beste Bedingungen vor, um in kurzer Zeit den Alkohol zu Säure zu vergären. Darum wird dieser Vorgang auch submersen – untertauchen – genannt. Weil die Essigbakterien auf diese Weise sehr effizient arbeiten, entsteht in nur rund 22 Stunden aus Apfelwein Apfelessig. Die Dauer der Gärung hängt aber immer auch vom Alkoholgehalt des Apfelweins ab. Je höher der Alkoholgehalt ist, umso länger dauert der Gärprozess.

Will man eine neue Partie oder Charge Apfelessig ansetzen, wiederholt sich das Prozedere: Ein Teil des entstandenen Apfelessigs wird entnommen, der Rest wird mit frischem Apfelwein gemischt. Und ab geht es in die nächste Gärrunde. Auf diese Weise – Entnahme des Essigs aus dem Tank, neuer Apfelwein dazu – wird immer wieder ein neuer Gärprozess in Gang gesetzt und weiterer Apfelessig produziert. Der Essig wird schließlich in große Tanks gefüllt und darin etwa drei Monate gelagert. Dort reift er, verliert seine Säurespitze und wird etwas milder. Anschließend kommt das fertige Produkt in die Flasche.

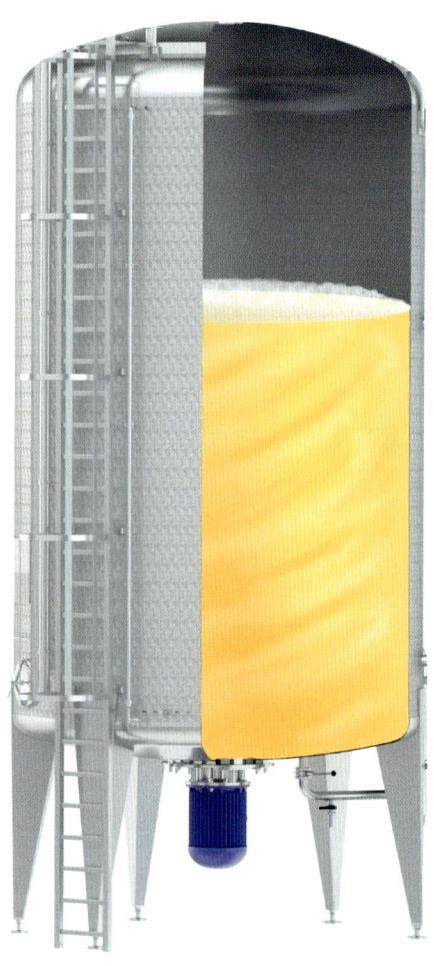

Gärtank für das Submers-Verfahren

Das Fessel- oder Spanbildner-Verfahren: Essigbakterien auf Buchenholz

Ein weiteres Verfahren, um Essig herzustellen, ist das sogenannte Spanbildner- oder Fesselverfahren. Hierfür werden Trägermaterialien, zum Beispiel Buchenholzspäne, Maisspindeln oder Keramikscherben, in einen Behälter gefüllt. Diese Träger werden mit Apfelwein besprüht und von außen wird Sauerstoff in den Behälter geblasen. Es dauert dann einige Tage, bis der Wein zu Apfelessig vergoren ist. Da die Essigbakterien bei dieser Methode auf den Trägern „sitzen" – man könnte auch sagen, sie sind daran „gefesselt" – spricht man hier auch von Fesselverfahren.

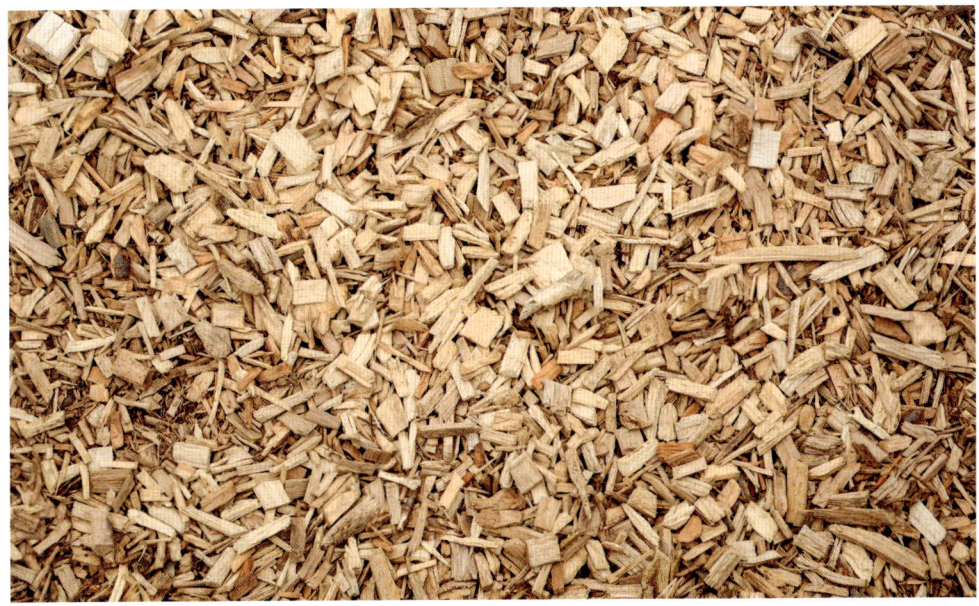

Herstellung von Apfelessig: Vom Apfelsaft zum Essig

Das Oberflächen- oder Orléans-Verfahren: Gut Ding will Weile haben

Eine traditionelle, eher zeitintensivere Methode für die Essigbereitung, die teils von kleineren Essigmanufakturen angewandt wird, ist das Orléans- oder Oberflächenverfahren. Es wurde nach der französischen Stadt Orléans benannt, wo Essig bereits im Mittelalter auf diese Weise hergestellt wurde. Dafür wird ein Gefäß mit einer großen Oberfläche, zum Beispiel ein Holzfass oder eine Glasballonflasche, mit Apfelwein gefüllt. Dieser wird abgedeckt, aber nicht verschlossen, sodass die Luftzufuhr gewährleistet ist. Die fleißigen Essigbakterien können nun den Sauerstoff aus der Luft für die Fermentation nutzen. Weil sie aber nur an der Oberfläche des Apfelweins aktiv werden können, nicht im gesamten Bottich, dauert der Gärprozess wesentlich länger als bei den anderen beiden Verfahren. Vom Apfelmost bis zum Rohessig vergehen bis zu neun Monate. Anschließend ruht der Essig noch einmal drei bis vier Monate, bis er schließlich in Flaschen abgefüllt wird. Es dauert also rund ein Jahr, ehe sich der nach dem Orléans-Verfahren zubereitete Apfelessig genießen lässt.

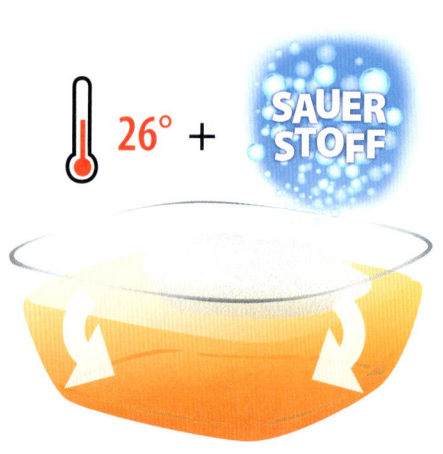

Ob Submers-Verfahren oder eine andere Methode: Immer benötigen die Bakterien Sauerstoff, um den Alkohol aus dem Wein zu Säure zu fermentieren

… und so geht es weiter

Nach der Herstellung wird Apfelessig manchmal weiterbehandelt. Zum Teil wird er vor dem Einfüllen in die Flasche geklärt und filtriert. Dabei werden Schwebstoffe, die dem Essig ein trübes Aussehen verleihen, entfernt. Dieser Vorgang hat vor allem optische Gründe. Denn nicht jeder Apfelessig-Nutzer mag den „Trub", wie die winzig kleinen Partikel auch genannt werden. Geschmacklich stören die Trübstoffe jedoch überhaupt nicht. Und auch für die Gesundheit sind sie gut, denn sie liefern Ballaststoffe, sekundäre Pflanzenstoffe und Teile der sogenannten Essigmutter (siehe dazu Kapitel 4). Trotzdem ist etwa die Hälfte des in Supermärkten und Discountern angebotenen Apfelessigs klar, also filtriert.

Ein Teil der Essige wird im Zuge der Herstellung auch pasteurisiert. Das bedeutet, sie werden für einige Sekunden auf 60 bis 65 Grad Celsius erhitzt. Dadurch sind sie fast unbegrenzt haltbar. Doch auch ohne Erwärmung lässt sich Essig quasi ewig aufheben, denn seine Säure wirkt auch für ihn selbst konservierend. Zudem wird durch die Pasteurisierung die Essigmutter unwirksam gemacht.

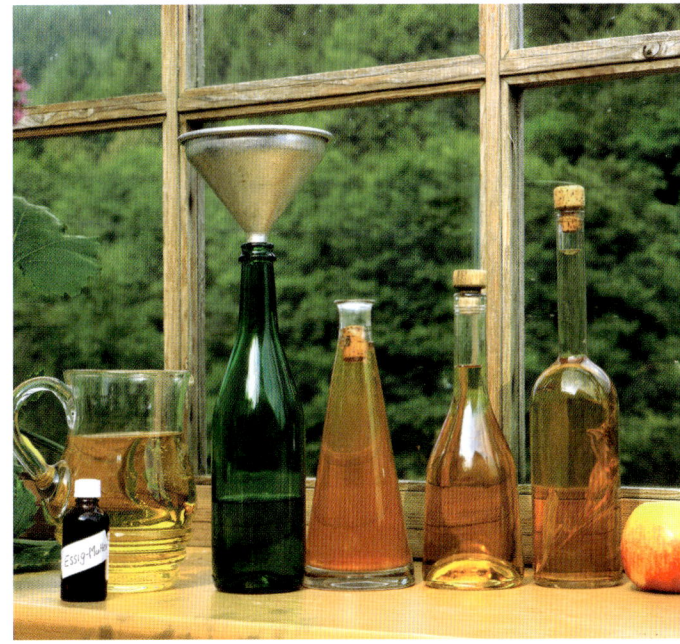

Herstellung von Apfelessig: Vom Apfelsaft zum Essig

Die „Mutter", wie sie auch heißt, ist eine bunte Mischung von „guten", lebenden Bakterien, die sich mit der Zeit als glibberige Masse auf dem Apfelessig absetzt. Das stört manche Verbraucher, denn es sieht nicht so schön aus. Und sie vermuten zudem, dass der „Glibber" ein Zeichen für Verderb sei. Dabei ist „the mother", wie sie im englischsprachigen Raum genannt wird, ein Indiz für einen natürlichen, unbehandelten, also rohen Apfelessig. Essig mit „Mutter" ist obendrein sehr gesund, denn er ist randvoll mit wertvollen Stoffen, etwa mit Polyphenolen und Eisen (doch dazu mehr in Kapitel 4).

Um Essig vor Verfärbung zu schützen, wird er manchmal geschwefelt. Das geschieht unter Einsatz des Zusatzstoffes E 224, also Kaliummetabisulfit. Doch das macht – wie das Pasteurisieren – auch der Essigmutter den Garaus. Darum und weil Schwefel bei empfindlichen Menschen allergisierend wirken kann, sind geschwefelte Apfelessige nicht zu empfehlen (siehe Kapitel 3).

Sauer im Sinne des Gesetzes

Die Säure ist das wichtigste Merkmal des Essigs. Nach der „Verordnung über den Verkehr mit Essig und Essigessenz" muss Essig mindestens fünf Gramm Säure je 100 Milliliter enthalten, höchstens dürfen es 15,5 Gramm je 100 Milliliter sein. Auf dem Etikett muss der Säuregehalt in Prozent angegeben werden. Die meisten im Handel angebotenen Apfelessige, ob „bio" oder konventionell, haben einen Säuregehalt von fünf bis sechs Prozent.

Ist handwerklich hergestellter Essig besser?

In Hof- und Bioläden, aber auch im Internet werden teils Apfelessige angeboten, die aus handwerklicher Herstellung stammen. „Handwerklich" bedeutet, dass im Zuge der Herstellung mehr Handarbeit im Spiel ist als bei den automatisierten industriellen Verfahren. Die Zutaten werden also von Hand abgewogen, umgefüllt und der fertige Essig manchmal auch von Hand in Flaschen abgefüllt. Jedoch überlassen auch Manufakturen, in denen handwerkliche Essige oft entstehen, Teile der Herstellung Maschinen, etwa die Abfüllung. Zudem lassen sie den Apfelwein nicht vor sich hin gären, sondern es kommen auch hier die etablierten Herstellungsmethoden zum Einsatz, also das Submers-Verfahren, die Spanbildner-Methode oder das traditionelle Orléans-Verfahren (siehe Seite 31). Und auch das Prozedere ist überall das gleiche: Aus Apfelsaft wird Apfelwein und daraus Apfelessig.

Unterschiede ergeben sich bei der Reifung. Handwerklich erzeugte Apfelessige ruhen in der Regel länger. Dafür werden sie teils in Holzfässer, die Barriques, gefüllt, in denen sie bis zu zwölf Monate reifen. Der Essig und sein Aroma entwickeln sich darin mit der Zeit weiter. Ein gut gereifter Apfelessig schmeckt darum oft besonders fruchtig und aromatisch.

Weil die Herstellung länger dauert, sind handwerklich erzeugte Apfelessige meist viel teurer als die aus dem Supermarkt. Die Investition lohnt sich aber, wenn der Apfelessig kalt, also zum Verfeinern von Salaten verwendet oder als kleiner Digestiv getrunken werden soll – dann also, wenn der Genuss im Vordergrund steht. Zum Kochen oder auch für die meisten gesundheitlichen Anwendungen ist er jedoch zu schade (siehe auch Kapitel 3).

Für handwerklich erzeugte Apfelessige werden zum Teil Äpfel von sogenannten Streuobstwiesen aus regionalem Anbau verwendet. Auf einer solchen Wiese wachsen – anders als im modernen Obstbau – verschiedene, in der Regel „alte" Apfelsorten wie zum Beispiel Gewürzluike, Herbstrenette oder Glockenapfel gemeinsam. Mit dem Genuss eines derartigen Apfelessigs trägt man somit auch zum Erhalt dieser Apfelsorten und deren traditionellem Anbau bei. Was aber letztlich genau in den Grundwein beziehungsweise Essig kommt, erklären die Anbieter in der Regel auf den Webseiten, dem Etikett oder im Gespräch, sofern der Apfelessig auf einem Wochenmarkt oder in einer Manufaktur verkauft wird.

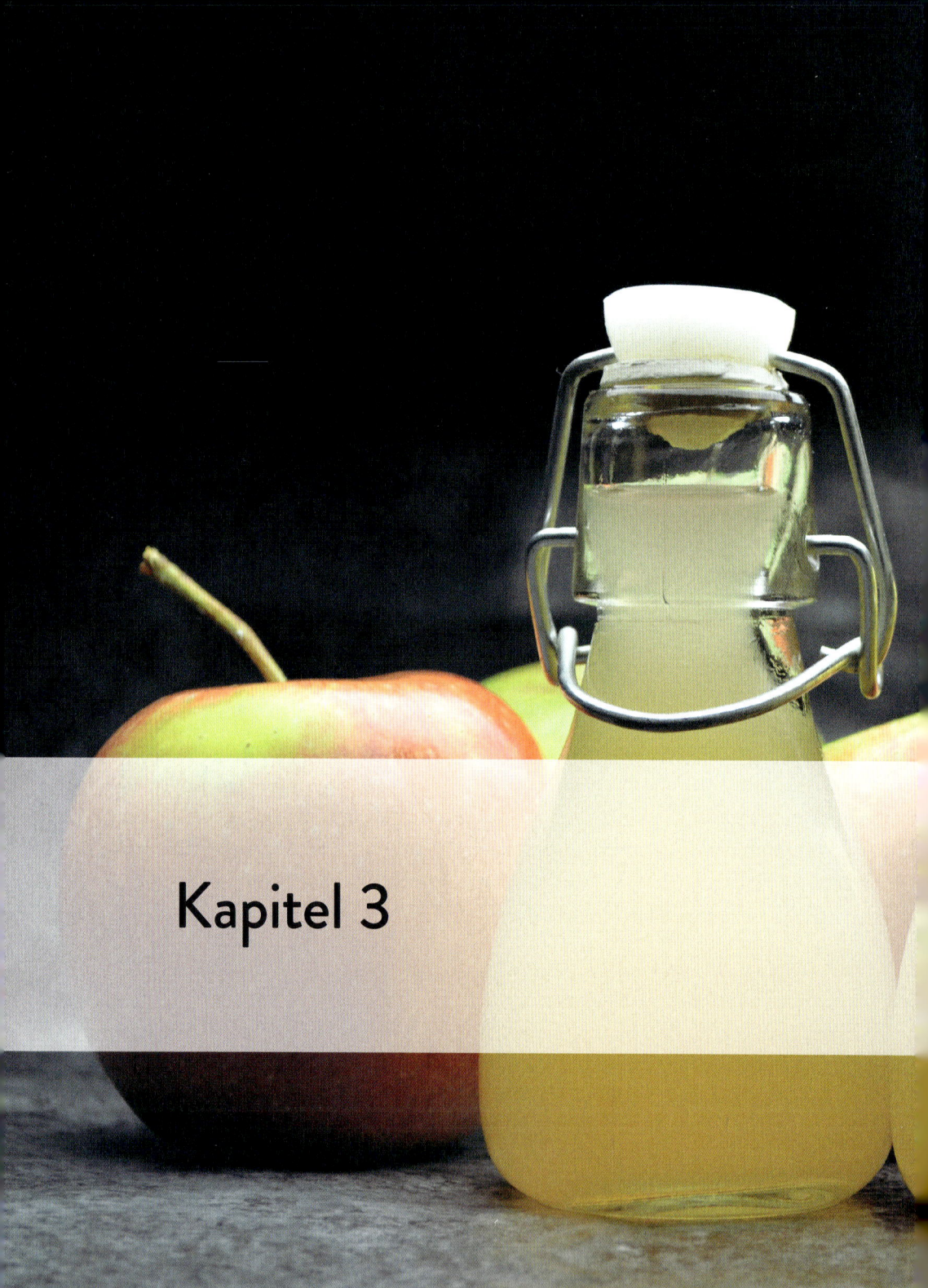

Kapitel 3

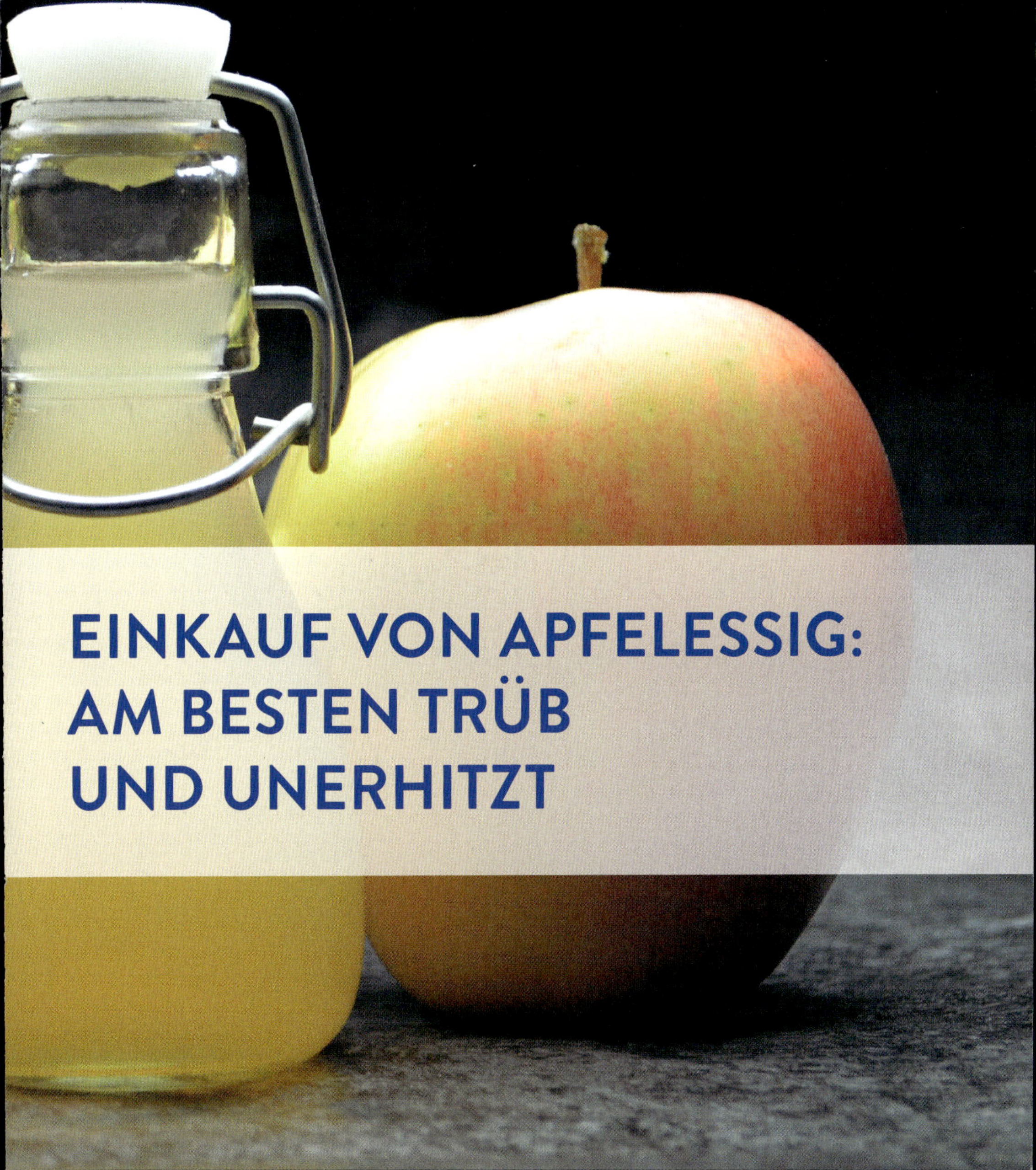

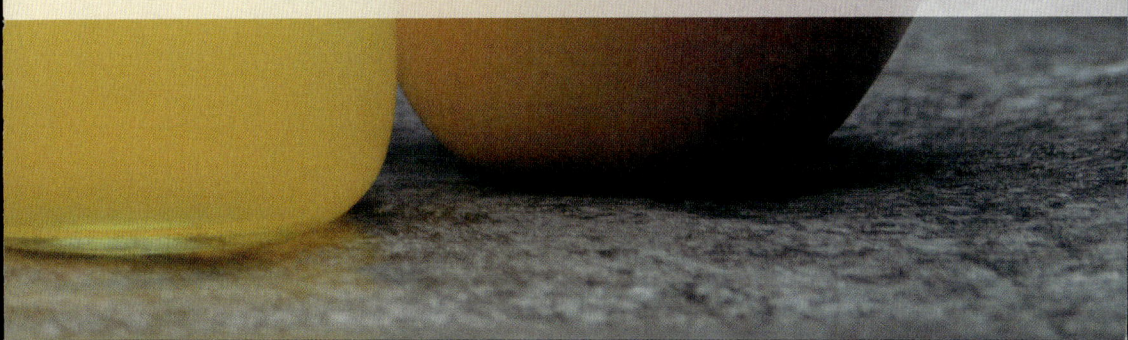

EINKAUF VON APFELESSIG: AM BESTEN TRÜB UND UNERHITZT

Einkauf von Apfelessig: Am besten trüb und unerhitzt

In jedem Supermarkt und Bioladen, im Internet und sogar bei Discountern wird heute Apfelessig angeboten. Auf den ersten Blick wirken alle Flaschen im Regal ähnlich. Sie sind aus braunem beziehungsweise hellem Glas oder Kunststoff und enthalten goldgelben bis bernsteinfarbenen Essig, der entweder klar oder trüb ist. Doch Apfelessig ist nicht gleich Apfelessig. Es gibt vielmehr ganz verschiedene Qualitäten. Hier sind die Unterschiede:

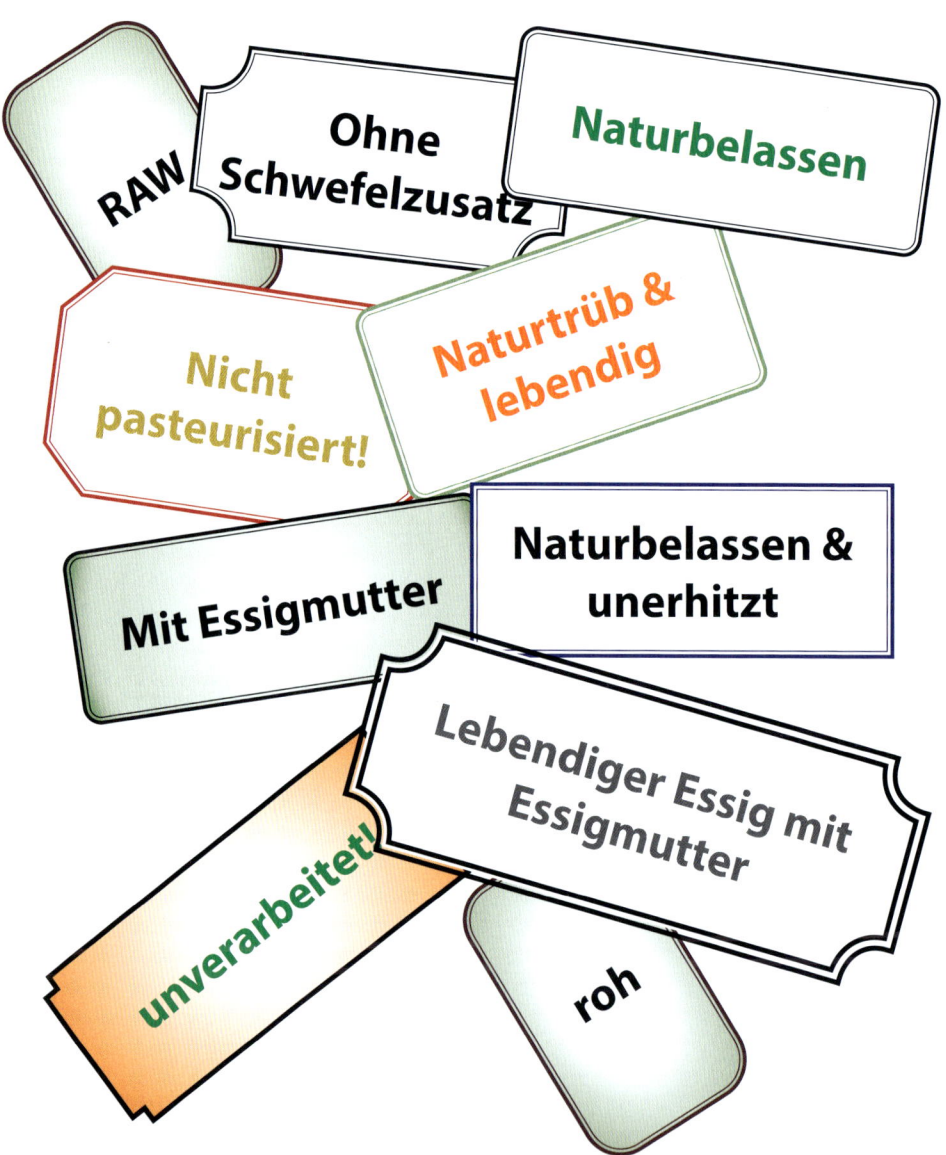

Verschiedene Qualitäten, unterschiedliche Wirkungen

Beim Einkauf lohnt der genaue Blick aufs Etikett. Soll Apfelessig getrunken, also für gesundheitliche Zwecke verwendet werden, ist es wichtiger, ein sehr gutes Produkt zu wählen, als wenn er „nur" zum Kochen eingesetzt wird.

Apfelessig roh und trüb

Etwa die Hälfte der Apfelessige im Supermarkt ist ungefiltert, also trüb. Die Essige werden stets aus Apfelwein hergestellt. Der wiederum wird aus Apfeldirektsaft gekeltert – oder es wird ein Apfelsaftkonzentrat eingesetzt. Das ist Saft, dem das Wasser entzogen wurde, um die Transportfähigkeit zu optimieren. Bevor daraus Wein werden kann, muss das Konzentrat also erst wieder mit Wasser rückverdünnt werden. Verbraucher können nicht erkennen, welche Qualität der Apfelsaft hatte, der dem Ganzen zugrunde lag. Grundsätzlich hochwertiger ist Apfelmost, denn er enthält noch die meisten Aromen und Inhaltsstoffe des Apfelsafts. Bei der Herstellung von Konzentrat gehen diese teilweise verloren. Darum wird Konzentrat nachträglich wieder aromatisiert.

Wichtig ist zudem, dass der Essig roh, also unerhitzt (nicht pasteurisiert) ist. Zumindest, wenn er für gesundheitliche Zwecke verwendet werden soll, sollte er keine Wärmedusche erhalten haben. Auf dem Etikett muss jedoch nicht angegeben werden, ob der Essig hitzebehandelt wurde. Dort steht oft einfach nur „Apfelessig". Diese Angabe allein hilft also noch nicht weiter bei der Kaufentscheidung.

Bisweilen finden sich aber Hinweise auf dem Etikett, die auf eine gute Qualität hindeuten: Nicht erhitzter, ungefilterter Apfelessig hat eine goldgelbe

Einkauf von Apfelessig: Am besten trüb und unerhitzt

Farbe und ist leicht trüb. Am Boden der Flasche findet sich auch der Trub oder Bodensatz. Auf der Flasche steht dann der Hinweis „naturtrüb", „naturbelassen" oder „unverarbeitet". Manchmal auch: „Unser Apfelessig ist nicht pasteurisiert", „roh" beziehungsweise „raw", „lebendig" oder „mit Essigmutter". Findet man diese Angaben, ist der Apfelessig nicht pasteurisiert worden.

Roher, naturtrüber Apfelessig eignet sich:

- *für die Zubereitung des täglichen Apfelessig-Wassers (siehe Seite 65)*
- *für alle Gerichte der kalten Küche*
- *für alle Rezepte der Apfelessig-Apotheke, sofern der Essig unerhitzt eingenommen wird (siehe ab Seite 63)*

Apfelessig roh und klar

Auch klarer Apfelessig wird entweder aus Direktsaft oder aus rückverdünntem Apfelsaftkonzentrat und dem daraus gekelterten Apfelwein hergestellt. Ist der Essig in der Flasche klar und durchscheinend, wurde er jedoch geklärt und gefiltert. Das bedeutet, die Trübstoffe (vor allem Ballaststoffe) und auch alle Essig- und Milchsäurebakterien sowie die Essigmutter wurden entfernt. Die wichtige Essigsäure, die für viele gesundheitliche Wirkungen verantwortlich ist, bleibt aber erhalten.

Ob der Essig pasteurisiert wurde, muss wiederum nicht deklariert werden. Auf dem Flaschenetikett finden sich jedoch bei diesen Essigen ebenfalls indirekte Hinweise. Die Anbieter werben oftmals mit Angaben wie „roh", „raw", oder „lebendig". Im Zweifelsfall kann man auch beim Hersteller nachfragen, ob und wie der Essig behandelt wurde.

Roher, klarer Apfelessig eignet sich:

- *für alle Gerichte der kalten und warmen Küche*
- *für alle Rezepte der Apfelessig-Apotheke*

Pasteurisierter Apfelessig

Erhitzter klarer Apfelessig enthält weniger wertvolle Substanzen als rohe Essige, also keine lebenden Bakterien, keinen Trub und auch keine Essigmutter. Darum ist er aber nicht wertlos. Denn die Essigsäure und alle anderen Säuren (siehe Kapitel 4) sind ja noch vorhanden. Er kann also überall dort eingesetzt werden, wo es vor allem auf die Säurewirkung ankommt. Beim Einkauf erkennt man erhitzten Essig daran, dass auf dem Etikett Hinweise wie „roh" oder „unerhitzt" fehlen.

Pasteurisierter Apfelessig eignet sich:

➤ *für die warme Küche, also zum Abschmecken von Soßen und Suppen oder zur Beigabe an schwer verdauliche Speisen, zum Beispiel mit Hülsenfrüchten*

➤ *für alle Rezepte der Apfelessig-Apotheke, bei denen der Essig erhitzt wird, zum Beispiel Dampfbäder*

➤ *für Naturkosmetik-Anwendungen, bei denen der Apfelessig erhitzt oder mit heißem Wasser gemischt wird, zum Beispiel Wannenbäder oder Haarspülungen*

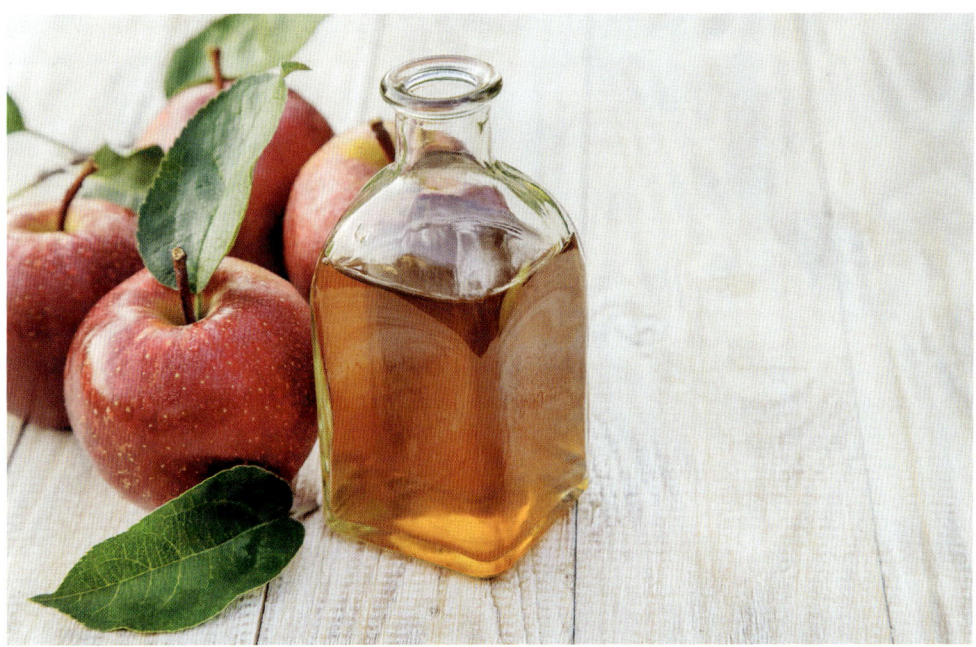

Einkauf von Apfelessig: Am besten trüb und unerhitzt

Apfelessig praktisch

Welcher Apfelessig soll nun in den Küchenschrank? Wer nicht für jede Anwendung eine eigene Flasche kaufen möchte, kann so vorgehen:

➢ *So, wie man in der Küche zwei Olivenöle hat (ein preiswertes zum Kochen, ein hochwertiges für die kalte Küche), kann man es auch beim Apfelessig handhaben. Einen hochwertigen Bio-Apfelessig (naturtrüb und roh/unerhitzt) nimmt man immer dann, wenn der Essig (unerhitzt) getrunken oder eingenommen wird, egal ob aus kulinarischen oder gesundheitlichen Gründen.*

➢ *Dazu stellt man einen günstigen klaren (gegebenenfalls erhitzten) Bio-Apfelessig. Er reicht für viele Küchenanwendungen und für die meisten kosmetischen Anwendungen vollkommen aus. Er passt überall dort, wo vor allem die Wirkung der Essigsäure zum Tragen kommen soll, der Essig also zum Beispiel für ein Peeling verwendet wird (siehe Kapitel 6).*

➢ *„Bio" sollte immer die erste Wahl sein. Denn beim Anbau der Äpfel wird dann auf Pflanzenschutzmittel und synthetische Düngemittel verzichtet, das schützt die Umwelt. Trägt der Essig das Siegel von „Demeter" oder „Bioland", werden beim Anbau noch höhere Standards eingehalten.*

Apfelessig mit Schwefelzusatz

Apfelessige aus Apfelsaftkonzentrat enthalten mitunter Zusatzstoffe wie Ascorbinsäure oder Schwefel. Diese sollen das Verfärben und Nachdunkeln des Essigs verhindern, also die Farbe stabilisieren. Zudem unterbindet Schwefel, dass eine Essigmutter „wächst". In der Zutatenliste findet man diese Zusätze unter den Bezeichnungen „Antioxidationsmittel Kaliummetabisulfit (E 224)" oder „Antioxidationsmittel Ascorbinsäure (E 100)". Während Ascorbinsäure (also Vitamin C) unproblematisch ist, kann Schwefel bei empfindlichen Menschen Allergien fördern und bei Allergikern sogar das lebensbedrohliche Sulfit-Asthma auslösen. Bio-Apfelessige dürfen keinen Schwefel enthalten, ein Ascorbinsäurezusatz ist aber erlaubt.

Achtung, kein Apfelessig!

Im Essigregal stehen neben den klassischen Apfelessigen zunehmend auch Apfel-Essig-Mischungen. Sie sind zum Würzen von Soßen gedacht, enthalten aber unter Umständen gar keinen Apfelessig. Sie nennen sich zum Beispiel „Apfel und Essig". In die Flasche kommt hier eine Mischung aus Branntwein- und Weinessig, Apfelsaft oder Apfelsaftkonzentratund Zucker. Was im Einzelfall darin ist, steht in der Zutatenliste auf dem Etikett. Die Mischungen sind auch daran erkennbar, dass sie oft einen geringeren Säuregehalt haben als tatsächlicher Apfelessig. Er beträgt dann nur drei statt fünf Prozent.

Ein solches Produkt ist nicht zu empfehlen, wenn die Gesundheitswirkung des Apfelessigs im Vordergrund stehen soll. Denn zum einen ist es eben kein Apfelessig, zum anderen stört der Zuckerzusatz. Während man an ein selbst hergestelltes Dressing eine Prise Zucker gibt, sind es in den Würzmischungen gleich einige Gramm. Nicht zuletzt sind die meist kleinen Fläschchen viel teurer als eine große Flasche guter roher Apfelessig.

Trendy Getränke mit Apfelessig

Dass Apfelessig eine gute Grundlage für Erfrischungsgetränke bietet, hat sich herumgesprochen. Darum finden sich im Internet und in Büchern immer häufiger auch Rezepte für sogenannte Shrubs. Das arabische Wort „Shrub" bedeutet trinken. Die amerikanische Abstinenzbewegung machte im 19. Jahrhundert vor allem den Himbeer-Shrub als nichtalkoholische Alternative populär.

Shrubs enthalten meist nur drei Zutaten: frisches Obst, Apfelessig und Zucker. Das Obst wird in den Essig eingelegt und mit Zucker ein Sirup daraus gekocht. Dieser ist die Grundlage für fruchtige Drinks aller Art. Der Sirup ist allerdings wie alle Sirupe reich an Zucker und sollte daher sparsam dosiert werden. Wer den Shrub nicht selber machen möchte, kann ihn auch fertig gemischt kaufen.

Im Kommen sind zudem säuerliche Softdrinks mit Apfelessig. Sie werden aus Obstsaft, einem Schuss Essig und Mineralwasser gemixt. Auch Switchel, eine erfrischende Mischung aus Apfelessig, Ingwer, Honig, Zitronensaft und Wasser ist angesagt – und gilt wegen seiner Zutaten als absoluter Gesundbrunnen. Beim Genuss sollte aber der Zucker aus dem Honig bedacht werden.

Schließlich gibt es auch noch sogenannte Apfelessig-Shots. Sie enthalten Essig, Obst und Honig und werden oft in der Obstabteilung von Supermärkten in Miniaturflaschen angeboten. Empfohlen werden sie als Energiespritze für zwischendurch – oder wenn eine Erkältung im Anmarsch ist.

Die Alternative: Apfelessig selber machen

Sie können Apfelessig auch selbst herstellen. Dafür gibt es verschiedene Möglichkeiten. Entweder man verwendet als Basis fertigen Apfelwein – das ist die schnelle Lösung. Oder es werden Äpfel zerkleinert, mit Wasser bedeckt und alles wird in einem offenen Gefäß stehen gelassen. Das dauert etwas länger, da die Weinbasis ja erst hergestellt werden muss. Aber es können eigene Äpfel oder auch Apfelschalen und Kerngehäuse verwendet werden – das ist eine schöne Resteverwertung.

Apfelessig aus Apfelwein

Zutaten

➢ *750 ml Apfelwein*

➢ *ein Gefäß aus Glas mit weiter Öffnung, z. B. eine bauchige Weinflasche oder ein großes Einmachglas*

➢ *ein Tuch, ein Stück Bindfaden*

➢ *Flaschen für den Essig*

➢ *250 ml „Starter", z. B. Apfelessig, der garantiert roh und ungefiltert ist (siehe Seite 39), oder eine Essigmutter, die aus einem bereits vorhandenen Apfelessig gefischt wurde. Fertige Essigmuttern gibt es auch im Internet zu kaufen.*

Zubereitung

- *Den Apfelwein in das Gärgefäß füllen. Den Apfelessig zugeben und alles gut vermischen. Das Gefäß sollte nur etwa zur Hälfte befüllt sein, damit die Essigbakterien genügend Sauerstoff erhalten und gut arbeiten können. Wird eine Essigmutter verwendet, zusätzlich 250 ml Wasser zum Apfelwein geben.*
- *Das Gefäß mit einem Tuch oder Kaffeefilter abdecken, um den Inhalt vor Verschmutzung (z. B. durch Fliegen) zu schützen. Bei Zimmertemperatur (15 bis 25 Grad Celsius) fermentieren lassen.*
- *Nach einigen Tagen bildet sich eine dünne Schaumschicht auf der Oberfläche. Sie zeigt an, dass die Essigbakterien in Aktion sind. Die Fermentation dauert ab diesem Zeitpunkt noch etwa vier Wochen, je nach Raumtemperatur und „Starter"-Aktivität.*
- *Wann genau der Rohessig fertig ist, können Sie selbst überprüfen. Am besten ab und zu am Essig riechen oder ihn auch mal mit einem sauberen Strohhalm kosten. Schmeckt er noch wie Apfelwein oder schon kräftig nach Essig? Haben sich in der Flüssigkeit Schlieren (daraus entsteht die Essigmutter) gebildet? Dann ist der erste Teil der Herstellung abgeschlossen.*
- *Nun wird der Essig in sterilisierte Flaschen gefüllt (sie werden dazu am besten mit kochendem Wasser gespült). Wer die Essigmutter entfernen möchte, gießt alles durch einen Kaffeefilter. Die Essigmutter in etwas Essigflüssigkeit für den nächsten Essigansatz aufheben. Die Flaschen verschließen und einige Monate dunkel stehen lassen, damit der Essig reifen kann.*
- *Zu diesem Zeitpunkt kann schon der nächste Apfelessig angesetzt werden. Das Prozedere ist das gleiche: Ein Teil des Rohessigs wird abgenommen, mit drei Teilen Apfelwein vermischt und das Gefäß dann mit einem Tuch abgedeckt.*

Apfelessig aus frischen Äpfeln

Zutaten

- 4–6 Äpfel (eine oder mehrere Sorte(n))
- Wasser zum Auffüllen
- ein Gefäß aus Glas mit weiter Öffnung, z. B. eine bauchige Weinflasche oder ein großes Einmachglas
- Flaschen für den Essig
- ein Tuch, ein Stück Bindfaden

Zubereitung

- Wenn es Bioäpfel sind, diese ungewaschen halbieren, dann vierteln und in Stücke schneiden. Es lassen sich auch Apfelschalen und Kerngehäuse verwenden.
- Das Obst in das Gefäß füllen und mit 1 l Wasser übergießen. Die Äpfel sollten vollständig bedeckt sein. Da sie Auftrieb haben, die Äpfel ein wenig nach unten drücken und am besten mit einem Teller oder einem Glasgewicht beschweren. Dieser Teil der Herstellung – vom Apfel zum Wein – muss unter Sauerstoffausschluss stattfinden. Das Tuch über das Gefäß legen, festbinden und so den Ansatz abdecken.
- Etwa sechs Wochen stehen lassen. Den Ansatz anfangs alle zwei Tage umrühren, damit Apfelstückchen, die gegebenenfalls auf dem Wasser schwimmen, untertauchen und sich kein Schimmel bildet. Zu Beginn entwickelt sich ein leichter Schaum; er zeigt an, dass die Fermentation in vollem Gange ist.
- Ist der Rohessig fertig? Das können Sie selbst überprüfen. Am besten alle paar Tage daran riechen oder den Essig probeweise mit einem Strohhalm kosten. Schmeckt er wie Cidre (Wein) oder schon nach Essig? Haben sich Schlieren im Essig gebildet (das ist die Essigmutter)?
- Nun wird der Essig durch ein Sieb gegossen. Die Flüssigkeit in sterilisierte, saubere Flaschen füllen und diese verschließen. Wer die Essigmutter entfernen möchte, gießt alles durch einen Kaffeefilter. Die Essigmutter aber für den nächsten Ansatz aufheben. Den Essig dunkel stellen und einige Monate reifen lassen.

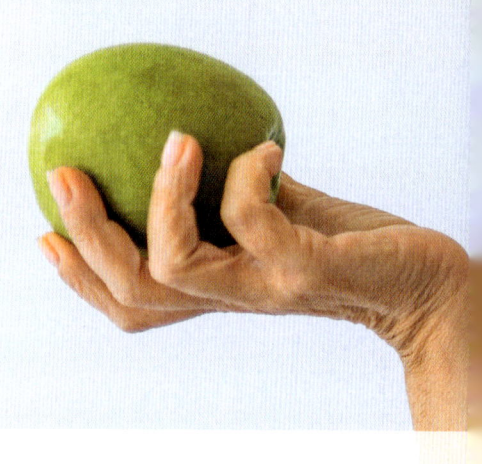

Kapitel 4

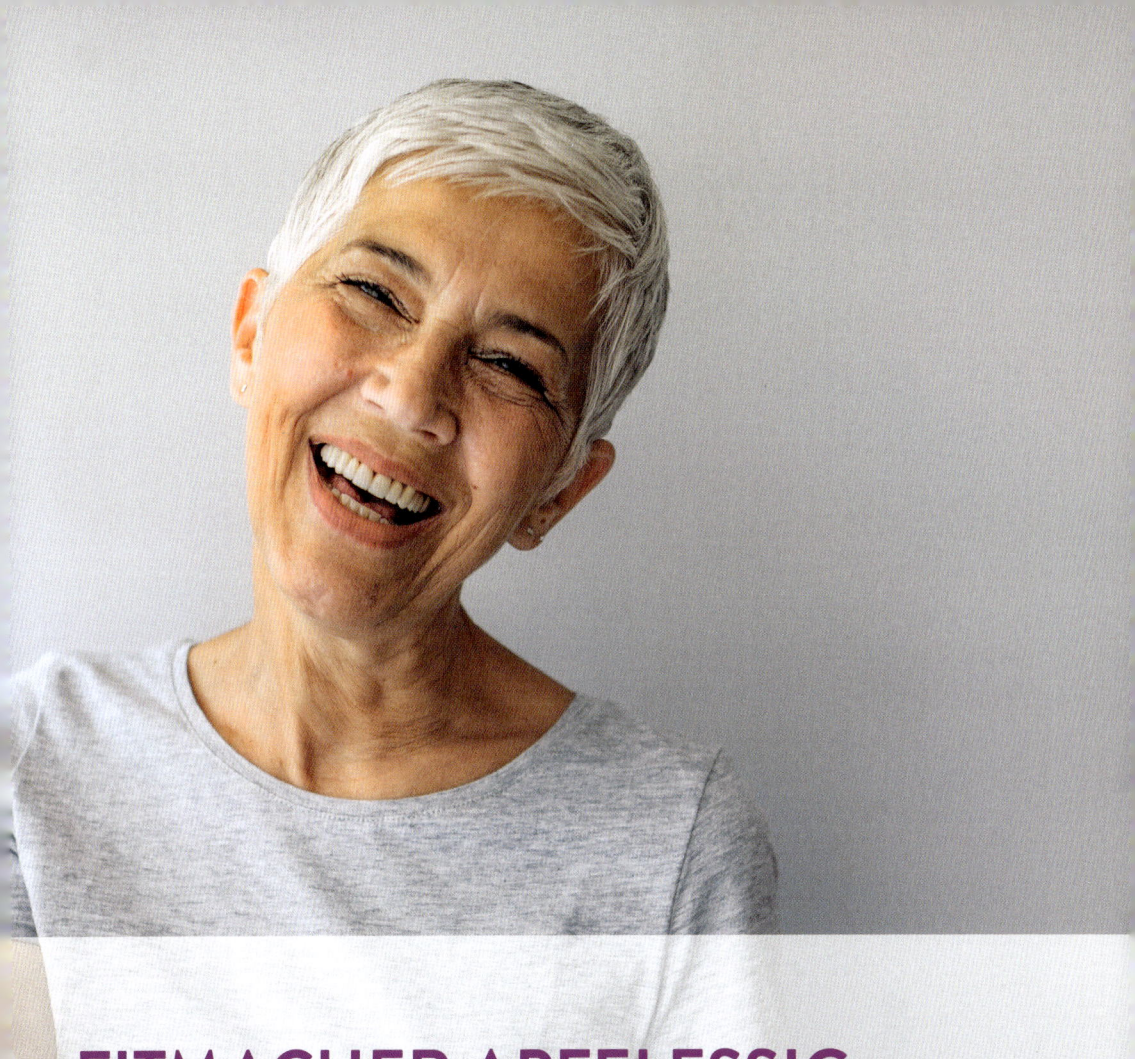

FITMACHER APFELESSIG: EIN GANZ BESONDERER SAFT

Fitmacher Apfelessig: Ein ganz besonderer Saft

Essigsäure, Milchsäurebakterien, Polyphenole und natürlich die Essigmutter – die Liste der gesundheitsfördernden Substanzen im Apfelessig ist lang. Dass dieser „ganz besondere Saft" gut tut, weiß man seit Langem (siehe Kapitel 1). Doch was da genau wirkt, wird erst seit einigen Jahren wissenschaftlich erforscht. Weltweit beschäftigen sich zahlreiche Experten mit den Inhaltsstoffen und Wirksubstanzen des Essigs und insbesondere des Apfelessigs. Für die Fans des fruchtigen Essigs sind diese Erkenntnisse vielleicht nicht so wichtig, denn sie sind sowieso überzeugt von seinen gesundheitlichen Wirkungen. Für Einsteiger und Skeptiker ist es jedoch gut zu wissen, dass es für die Empfehlung, regelmäßig den Essig aus Apfelwein zu konsumieren, auch eine solide wissenschaftliche Basis gibt. Denn so werden die Möglichkeiten des Apfelessigs noch sichtbarer, aber auch seine Grenzen klarer.

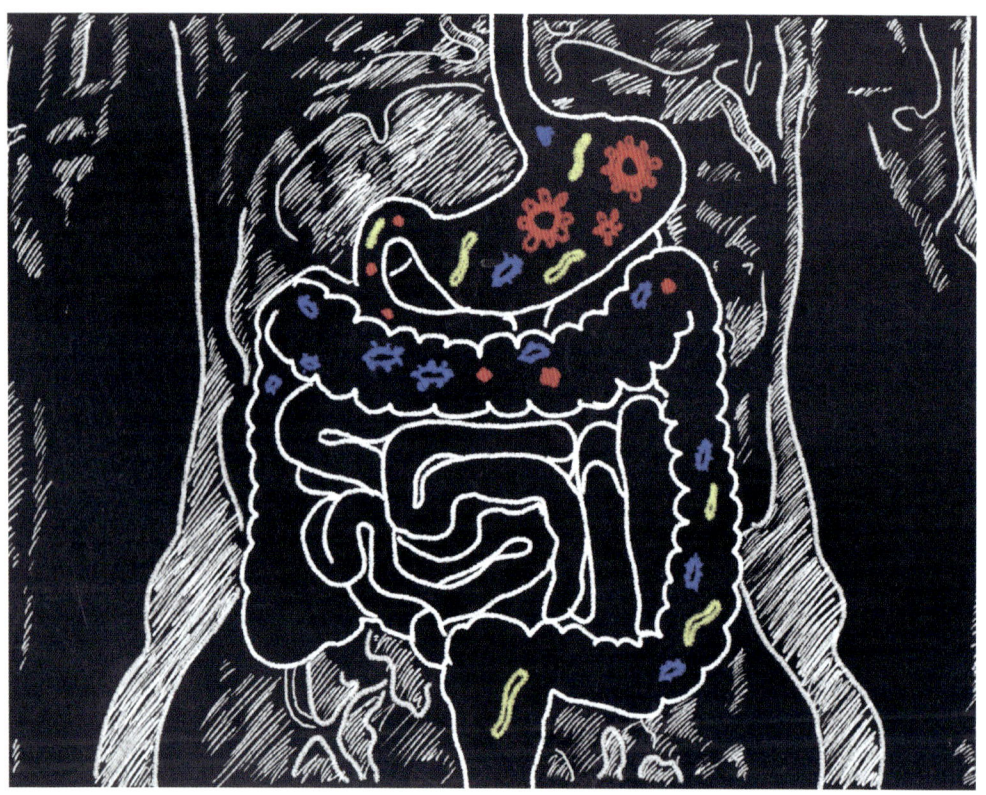

Mehr als die Summe seiner Teile

Ein Apfel enthält eine Vielzahl an Vitaminen, Mineral- und Ballaststoffen. In einem daraus hergestellten Apfelessig sind diese ebenfalls vorhanden, wenn auch die Mengen teils etwas geringer ausfallen. Denn schon auf dem Weg vom Apfel zum Saft und dann zum Apfelwein bleibt einiges der gesunden Substanzen auf der Strecke. So wird bei der Herstellung des Apfelsafts ein Teil des wärmeempfindlichen Vitamin C zerstört. Bei der Filtration des Essigs wiederum bleiben manche der Ballaststoffe im Filter hängen. Das bedeutet aber nicht, dass Apfelessig wenig zu bieten hat. Zum einen entfalten Wirkstoffe, selbst wenn sie nur in kleinen Mengen in einem Lebensmittel enthalten sind, ihre positive Wirkung. Das weiß man von den Spurenelementen wie zum Beispiel Zink und Mangan. Sie sind eben nur in „Spuren" in Lebensmitteln zu finden, zeigen aber dennoch einen Effekt im Körper. Zum anderen entstehen im Zuge der Gärung von Apfelsaft zu Apfelwein und dann zum Essig auch neue Substanzen, wie man heute weiß. Besagte Milchsäurebakterien etwa, die gut für den Darm sind, oder auch Melanoidine und Ligustrazin, Verbindungen, die unter anderem antioxidativ und somit zellschützend wirken (siehe Seite 58).

Aber auch die Sicht auf das Ganze lohnt sich. Denn vermutlich haben im Essig nicht (nur) einzelne Substanzen das Sagen, isolierte Stoffe also, die ihn zu etwas Gesundem machen. Es ist auch der Essig in seiner Gesamtheit – nach dem Motto: Das Ganze ist mehr als die Summe der einzelnen Teile. Wie nicht nur das Vitamin C im Apfel gesund ist, sondern auch andere Fruchtsäuren und Ballaststoffe ihn zum Gesundbrunnen machen, so verhält es sich auch beim Apfelessig: Nicht nur die Essigsäure schützt den Körper, zum Beispiel vor unerwünschten Viren und Bakterien, es ist die Vielzahl an Substanzen, die gemeinsam wirken und gut tun. Dieser Blick auf das Ganze, weg vom einzelnen „Wirkstoff der Woche" setzt sich immer mehr durch. Schließlich isst der

Fitmacher Apfelessig: Ein ganz besonderer Saft

Mensch keine isolierten Inhaltsstoffe, sondern ganze Lebensmittel. Und so kommen auch Fachleute zu dem Schluss, dass Essig in seiner Gesamtheit ein echtes Stärkungsmittel ist. Er sei nicht nur ein gutes Gewürz, schreiben die Experten Hengye Chen und Paulo Giudici im Fachmagazin *Comprehensive Reviews in Food Science and Food Safety*, Essig könne auch zur Vorbeugung gegen diverse chronische Krankheiten wie Diabetes und Herz-Kreislauf-Erkrankungen einen Beitrag leisten.

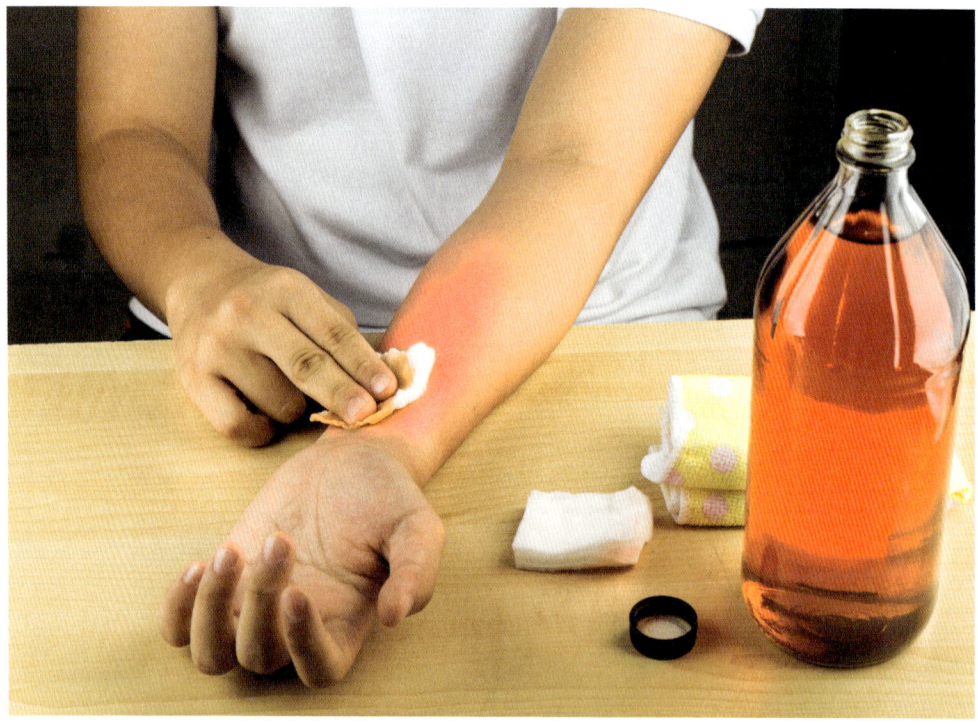

Das alles ist drin

Auch wenn Apfelessig in seiner Gesamtheit gesund ist, so ist es interessant zu wissen, was darin genau wirkt und welche Inhaltsstoffe eine besondere Rolle spielen. In den vergangenen Jahren haben sich in der Apfelessig-Forschung einige Substanzen herauskristallisiert, denen vermutlich eine besondere Wirkung zukommt. Zugleich wurden aber auch einige Stoffe entmystifiziert.

Star Essigsäure

Die wichtigste Säure im Essig ist die Essigsäure. Doch es gibt noch weitere nennenswerte Säuren in dem sauren Saft. Dies sind die Propion- und die Weinsäure, die Äpfel- und die Zitronensäure; hinzu kommen noch Cumar-, Chlorogen- und Caffeinsäure. Jede einzelne Säure hat ihre ganz eigenen Stärken. So kann zum Beispiel die Milchsäure (siehe Seite 54) krank machenden Bakterien im Darm Paroli bieten und Propionsäure Entzündungen entgegenwirken.

Am besten untersucht sind jedoch die Wirkungen der Essigsäure. Sie wird zwar auch vom Körper selbst hergestellt, wie der Arzt und Nobelpreisträger Hans Adolf Krebs (1900 bis 1981) nachweisen konnte (siehe dazu Seite 20). Man muss also keinen Essig zu sich nehmen, um den Stoffwechsel am Laufen zu halten. Doch ein zusätzliches Quäntchen Apfelessig hat durchaus positive Zusatzeffekte. Denn die Essigsäure kann noch viel mehr. Sie wirkt auch antibakteriell, kann also die äußere Membran von unerwünschten bakteriellen Erregern „knacken" und deren Neubildung stoppen. Die Essigsäure wirkt somit gegen krank machende Bakterien, ob im Darm oder auf der Haut.

Und: Essigsäure bietet sogar Viren die Stirn. Genau genommen sind es unerwünschte behüllte Viren wie das Coronavirus, die Essigsäure nicht mögen.

Schon ab einer Konzentration von fünf Prozent geht Essigsäure Viren, die sich zum Beispiel auf Oberflächen tummeln, an den Kragen. Das zeigt eine aktuelle Hygienestudie der Hochschule Rhein-Waal unter Leitung von Professor Dirk Bockmühl im Auftrag des Essigherstellers Speyer & Grund (siehe Kapitel 5).

Vielkönner Essigsäure

Wer jeden Morgen zwei Teelöffel (à ca. 5 Milliliter) Apfelessig mit Wasser trinkt, wie es empfohlen wird, nimmt rund ein halbes Gramm Essigsäure zu sich. Das klingt wenig, bewirkt aber eine Menge. Denn die Säure entfaltet sich auf vielfache Weise im Körper. Sie sorgt zum Beispiel dafür, dass eine stärkereiche Mahlzeit mit Pasta oder Reis bekömmlicher wird. Durch die Säure beginnt der Abbau der Stärke aus diesen Lebensmitteln verstärkt schon im Mund. Essigsäure beugt auch Hungerattacken vor, das ergab eine in der Fachzeitschrift *Comprehensive Reviews in Food and Food Safety* veröffentlichte Studie aus dem Jahr 2016. Probanden wurde zu einer stärkereichen Mahlzeit stets etwas Apfelessig gereicht. Dadurch konnte der Blutzuckeranstieg nach dem Essen verlangsamt und auch die Insulinausschüttung verzögert werden, die Sättigung hielt länger an. Tierversuche zeigen darüber hinaus, dass Essigsäure die Ausscheidung von Fetten im Darm erhöht, deren Ausnutzung verringert und die Neubildung von Fettsäuren hemmt. Das kann sich auf der Waage in Form eines geringeren Gewichts bemerkbar machen, aber auch durch verminderte Cholesterinwerte.

Auch Milchsäurebakterien stecken im Essig

Seit rund zehn Jahren erforschen Wissenschaftler den Darm. Dabei fanden sie heraus, dass das Organ die wichtigste Rolle bei der Immunabwehr spielt. Im Darm leben etwa 7000 Bakterienstämme. Zu ihnen gehören jeweils diverse Mikroben, die sich unter dem Strich zu rund 100 Billionen Darmbakterien addieren. Die Anzahl der Bakterien übersteigt die der menschlichen Zellen um den Faktor zehn. Das heißt: Wir bestehen zu 90 Prozent aus Bakterien und zu zehn Prozent aus Zellen.

Milchsäurebakterien, die mit dem Essen und Trinken, zum Beispiel dem täglichen Apfelessig-Shot (siehe Seite 65), aufgenommen werden, aber auch naturgemäß im Darm leben, kommt bei der Immunabwehr eine Schlüsselrolle zu. Bekannt ist, dass sie für ein gesundes Darm-Mikroklima sorgen. Sie verhindern, dass sich dort pathogene – krank machende Keime – festsetzen. Milchsäurebakterien ist es aber auch möglich, sogenannte Bacteriocine zu bilden. Das ist eine Art Killereinheit, die schädlichen Bakterien den Garaus macht.

Auch die von Milchsäurebakterien gebildete Milchsäure eliminiert schädliche Keime oder verhindert deren Ausbreitung. Zudem dient eine besondere Form der Milchsäure, die sogenannte L-(+)-Milchsäure, der Energiegewinnung in Muskeln, Leber und roten Blutkörperchen. Sie ist auch Aufbausubstanz von Zuckern, Fettsäuren und Steroiden (das sind Bestandteile von Zellmembranen, Vitaminen und Sexualhormonen). L-(+)-Milchsäure fördert schließlich auch die Darmbewegung und sorgt für die Reinigung der Darmzotten. Über diese dünnen Ausstülpungen werden alle Nährstoffe aufgenommen und im Körper verteilt. Nur wenn diese „Rohre" einwandfrei arbeiten und gesund sind, ist es auch der Körper.

Hallo Immunsystem

Milchsäurebakterien interagieren aber auch ganz gezielt mit dem Immunsystem. Das ergab eine Studie des Rudolf-Schönheimer-Instituts für Biochemie der Universität Leipzig von 2019. Die Wissenschaftlerinnen um Dr. Claudia Stäubert fanden heraus, dass Menschen auf ihren Zellen einen speziellen Rezeptor (Abkürzung HCA3), also eine Art Wächter, besitzen, der durch die Abbausubstanz D-Phenylmilchsäure stimuliert wird. Phenylmilchsäure ihrerseits wird von Milchsäurebakterien aus fermentierten Lebensmitteln – in der Studie war dies Sauerkraut – gebildet. Wird nun das HCA3 stimuliert, regt dies wiederum das Immunsystem an und unsere Körperpolizei wird aktiv. Schon eine Mahlzeit (rohes) Sauerkraut liefere so viel Phenylmilchsäure, dass HCA3 stimuliert und aktiviert werde, erklärt Claudia Stäubert.

Ob auch Apfelessig diese Wirkung hat, wurde nicht untersucht. „Die Datenlage ist da recht dünn", erklärt Studienleiterin Stäubert. Nur in einem lange gereiften asiatischen Getreideessig, dem sogenannten Shanxi-Essig, wurde schon Phenylmilchsäure gefunden, jene Substanz, die den Rezeptor HCA3 auf Touren und damit das Immunsystem in Schwung bringt. Sicher ist aber, dass Apfelessig Milchsäurebakterien und Milchsäure liefert. Und die wirken sich auch positiv auf das Leben im Darm aus, wo rund 70 Prozent des Immunsystems sitzen.

Welche „guten" Bakterien genau im Apfelessig enthalten sind, fanden Forscher um Ji-Hong Zhang vom landwirtschaftlichen Forschungsinstitut im chinesischen Lanzhou 2016 in einer Studie heraus. Zu Beginn der Apfelessig-Gärung tummeln sich darin vor allem Milchsäurebakterien der Gattungen *Oenococcus* und *Lactococcus*, zum Ende der Fermentation hin ist *Lactococcus* das „Schlüsselbakterium", wie es die Studienautoren nennen. In anderen Untersuchungen wurde im Apfelessig auch das Milchsäurebakterium *Lactobacillus* gefunden. All diese Bakterien sind auch in fermentierten Milchprodukten wie Joghurt, Sauerrahm, Butter und Crème fraîche enthalten. Und diese sind gerade wegen ihres Gehalts an Milchsäurebakterien sehr gesund.

Polyphenole gegen Bakterien und freie Radikale

Ein weiteres „Pfund" des Apfelessigs sind sogenannte Polyphenole. Studien zeigen, dass der Gehalt an diesen Pflanzenstoffen mit dem Alter des Essigs ansteigt. Je länger er reift beziehungsweise gelagert wird, umso üppiger ist er mit Polyphenolen ausgestattet, heißt es in einer Veröffentlichung des *Journal of Functional Foods* von 2020. Es lohnt sich also, neben einem „Alltagsessig" auch einen gut gereiften Apfelessig im Schrank zu haben, um von seinen gesundheitsfördernden Substanzen zu profitieren.

Eine Studie der Landwirtschaftlichen Forschungs- und Untersuchungsanstalt (LUFA) in Speyer, bei der neun Apfelessige (sechs trübe, drei klare), sieben Weinessige und fünf Rotweinessige auf den Prüfstand kamen, zeigte, dass Apfelessige viel größere Mengen an Polyphenolen enthalten als Weinessige. Unter den Apfelessigen können wiederum die naturtrüben, unerhitzten Sorten mit den höchsten Gehalten punkten. Die gesamte Menge an Polyphenolen beträgt durchschnittlich 95 Milligramm je Liter. In Weißweinessigen sind es nur 17 Milligramm je Liter, also weniger als ein Fünftel. Allerdings sei der Gehalt an Polyphenolen viel geringer als vergleichsweise in Apfelsaft, Obst und Gemüse, geben die LUFA-Wissenschaftler zu bedenken. Mit dem Verzehr von 15 Millilitern Apfelessig (etwa ein gut gefüllter Esslöffel) täglich würden nur 1,43 Milligramm Polyphenole aufgenommen, so die Experten. Mit Gemüse und Obst würden am Tag hingegen zwei Gramm verzehrt, also eine vielfache Menge. Doch ergänzend sind auch die Polyphenole aus dem Essig eine gute Sache.

Polyphenole haben viele positive Eigenschaften. Sie wirken antibakteriell, denn sie können die Zellmembran von unerwünschten Bakterien „knacken" und hemmen so das Bakterienwachstum. Sie haben auch eine antioxidative Wirkung, sorgen also beispielsweise dafür, dass sich Cholesterinpartikel nicht an den Gefäßinnenwänden absetzen. Sie „fangen" auch sogenannte freie Radikale ab und eliminieren sie. Diese Verbindungen schädigen Körperzellen und können Krebserkrankungen fördern.

Analysen zeigen, dass Apfelessig verschiedene phenolische Verbindungen liefert. Den größten Teil macht die sogenannte Chlorogensäure aus. Als Antioxidans kann sie die Zellen vor DNA-Schäden schützen. Sie verzögert – wie auch die Essigsäure – nach dem Essen zudem die Aufnahme von Zucker ins Blut, was eine länger anhaltende Sättigung zur Folge hat.

Wichtig ist also nicht nur das Vorhandensein dieser Substanzen, sondern auch ihre antioxidative Kapazität. Diese beschreibt die Fähigkeit eines Lebensmittels, gegen freie Radikale und andere schädigende Substanzen anzugehen. Ausgedrückt wird dies als sogenannter TEAC-Wert (für Trolox Equivalent Antioxidative Capacity), die Einheit ist Millimol pro Liter (mmol/l). So liegt die antioxidative Kapazität von Apfelessigen bei 1,94 Millimol pro Liter, von Weinessigen hingegen quasi bei null (0,23 Millimol pro Liter), ergaben die Untersuchungen der LUFA. Apfelessig hat hier also klar die Nase vorn. In anderen Untersuchungen war der TEAC für Apfelessige noch höher. Einige Studien zeigen darüber hinaus, dass traditionell hergestellte Essige eine höhere antioxidative Aktivität haben als die aus Schnellgärung. Das hängt mit der längeren Lager- und Reifedauer zusammen, denn mit der Zeit steigt der Gehalt an Polyphenolen.

Im Apfelessig finden sich auch Flavonoide. Dies sind Pflanzenfarbstoffe, die aus der Schale des Apfels in den Saft und so in den Wein gelangen. Die Flavonoide reduzieren das Risiko für Herz-Kreislauf-Erkrankungen, fördern die Blutgerinnung und wirken Krebserkrankungen entgegen.

Neuere Studien fanden in Apfelessigen zudem Substanzen wie Melanoidine und Ligustrazin. Beide sind Abbauprodukte, die im Zuge der sogenannten Maillard-Reaktion entstehen. Diese Reaktion findet beim Erhitzen eiweißhaltiger Lebensmittel in Kombination mit Zuckerstoffen statt, zum Beispiel auch bei der Produktion von H-Milch. In Fruchtessigen bilden sich die Substanzen bei der Herstellung, wenn die (geringen Mengen an) Eiweißstoffen aus den Früchten bei Gärtemperaturen von etwa 26 Grad abgebaut werden und mit den Zuckerstoffen aus dem Obst reagieren.

Melanoidine wirken antibakteriell, bieten also Bakterien die Stirn. Sie sind auch als sogenannter Chelatbildner aktiv, gehen also Verbindungen mit unerwünschten Schwermetallen wie etwa Quecksilber ein – und schleusen sie aus dem Körper. Zudem sind Melanoidine Radikalenfänger. Ligustrazin ist hingegen eine Substanz, die den Blutfluss und damit die Durchblutung verbessert. Sie verhindert das Zusammenballen der Blutplättchen und sorgt dafür, dass sich die Blutgefäße weiten. Dem Bluthochdruck wird also entgegengewirkt.

Superfood Essigmutter

Nur in unerhitztem, naturtrübem Apfelessig ist sie immer enthalten: die Essigmutter. Sie bildet sich im Zuge der Essiggärung oder wird auch dem Essigansatz, zum Beispiel in Form von bereits vergorenem rohem Apfelessig, bei der Herstellung zugefügt (siehe Kapitel 2). Die „Mutter" hat es in sich. Sie besteht aus Zellulose, also Ballaststoffen, die gut für den Darm sind. Sie enthält aber auch lebende Essigbakterien und phenolische Verbindungen. Die Konzentration an phenolischen Verbindungen ist in der „Mutter" sogar noch höher als im Essig selbst, ergab 2015 eine Untersuchung der Wissenschaftlerinnen Elif Aykin und Nilgün Budak von der Universität Suleyman Demirel im türkischen Isparta. Die Expertinnen fanden vor allem Chlorogensäure und Gallussäure darin. Beide Säuren haben starke antioxidative Eigenschaften.

Zudem enthält die „Mutter" in höheren Konzentrationen Eisen. Das ist gut, gerade für Frauen, die einen höheren Bedarf an diesem Spurenelement haben als Männer.

Es lohnt sich also, rohen Essig zu verwenden und auch die Essigmutter mit zu nutzen. Sie hat zwar wegen ihrer glibbrigen Konsistenz keinen ganz so guten Ruf, aber an sich ist sie nichts anderes als Apfelessig pur.

Apfelessig – ein Vitamin- und Mineralstoffwunder?

Immer wieder liest man, dass Apfelessig eine gute Quelle für Vitamine, Mineral- und Ballaststoffe sei. Auch Spurenelemente seien darin in Supermengen enthalten. Der Gehalt an diesen Substanzen soll im Zuge der Essiggärung sogar noch zunehmen. Doch ist dem so?

Eher nicht. So enthält Apfelessig durchaus Vitamin C. Diese Säure gibt, wie auch Äpfel-, Wein- und Zitronensäure, einem Drink aus Apfelessig und Wasser seine Spritzigkeit. Sie schützt in größeren Mengen vor Erkältungskrankheiten und kurbelt die Verdauungssäfte an. Mahlzeiten werden dadurch bekömmlicher. Das ist gut für alle, die Probleme mit Magen und Darm sowie der Verdauung haben – in Deutschland sind dies immerhin fast 70 Prozent der Bevölkerung, so das Ergebnis einer Umfrage des Meinungsforschungsunternehmens Forsa im Auftrag der Bundesvereinigung Deutscher Apothekerverbände.

Doch Apfelessig ist kein Vitamin-C-Wunder, wie mitunter behauptet wird. So sind in einem Liter Apfelsaft rund 90 Milligramm Vitamin C enthalten, in einem Liter klarem Apfelessig aber nur noch 12,3 Milligramm, wie das Team der Landwirtschaftlichen Forschungs- und Untersuchungsanstalt (LUFA) in Speyer ermittelte. Die Experten fanden in klarem Apfelessig zwar mehr Vitamin C als in Weißweinessig und in Rotweinessig (11,3 beziehungsweise 9,8 Milligramm pro Liter), doch stets deutlich weniger als im Saft. Bezogen auf zwei Teelöffel Apfelessig täglich (ca. 10 Milliliter) kommt man also gerade mal auf eine Menge von weit unter einem Milligramm Vitamin C (genau sind es 0,1 Milligramm). Zum Tagesbedarf an diesem Vitamin (Frauen:

Fitmacher Apfelessig: Ein ganz besonderer Saft

Bio-Apfelessig ist bunter

Bio-Apfelessig hat mehr zu bieten als einer aus konventionellem Obst. Denn die Vielfalt der Bakterien und Hefen ist in der Öko-Variante viel größer ist als in herkömmlichem Essig. Das ergab 2015 eine Untersuchung der Wissenschaftlerin Aleksandra Štornik von der Universität von Maribor in Slowenien. Die Expertin isolierte 96 Bakterienarten aus dem Biosubstrat, aber „nur" 72 Bakterienarten aus konventionellem Apfelessig. Diese Mikroorganismen beeinflussen unter anderem den Gesundheitswert des Apfelessigs – und auch dessen Geschmack. Ob sich dieser Befund tatsächlich in der Qualität von Apfelessigen niederschlägt, sollen weitere Studien zeigen.

95 Milligramm, Männer: 110 Milligramm) trägt der Apfelessig also nur zu einem Tausendstel bei.

Auch bei den Mineralstoffen und Spurenelementen sieht es nicht so üppig aus. Die Rede ist von Kalium, Magnesium, Kalzium, Eisen und Zink. Alle sind in Spuren, also sehr kleinen Mengen, im Apfelessig zu finden. Kalium gilt sogar als der dominierende „Apfel-Mineralstoff" und wird daher oft auch als wertgebende Substanz im Apfelessig gelobt. Laut der genannten LUFA-Studie sind darin rund 1000 Milligramm Kalium je Liter zu finden. Wer zwei Teelöffel Apfelessig (10 Milliliter) am Tag zu sich nimmt, versorgt den Körper also mit 10 Milligramm Kalium. Das ist ein Bruchteil der empfohlenen Tagesmenge von 4000 Milligramm für einen Erwachsenen. Im Hinblick auf eine Tatsache kann die kleine „Kaliumspritze" aber trotzdem sinnvoll sein: Anders als Apfelsaft liefert Essig kaum Fruktose als Begleitstoff, eine Zuckerart, die viele Menschen nicht vertragen (zum Beispiel bei Vorliegen einer sogenannten Fruktosemaladsorption). Auch wegen des hohen Kaloriengehalts sind Säfte keine idealen Kaliumspender. Apfelessig liefert somit Kalium ohne unerwünschtes Drumherum.

(K)ein Quell für Ballaststoffe?

Oft wird Apfelessig als echtes „Ballaststoffwunder" bezeichnet. Ballaststoffe sind wichtig für die Verdauung und Sättigung; manche, wie die Pektine, können auch den Cholesterinspiegel senken. Und sie sind auch Nahrung für gesunde Darmbakterien. Jedoch ist Apfelessig nicht die allererste Ballaststoffquelle, da die gesunden Substanzen bereits auf dem Weg vom Apfel zum Saft sowie vom Wein zum Essig teilweise auf der Strecke bleiben. Schon beim Pressen der Früchte wird ein Teil der Ballaststoffe eliminiert, denn sie sitzen überwiegend in der Schale und im Fruchtfleisch und diese werden ja entfernt. Wird der Saft geklärt und gefiltert, werden noch mehr Ballaststoffe aussortiert. Auch bei der Gärung reduzieren sich Ballaststoffe. Während naturtrüber Apfelsaft noch bis zu einem Gramm (1000 Milligramm) lösliche Ballaststoffe und Trübstoffe je Liter enthält, fanden die LUFA-Wissenschaftler im naturtrüben Apfelessig schließlich nur noch 307 Milligramm. Somit werden auch mit einem Apfelessig-Drink (2 Teelöffel = 10 Milliliter Essig plus Wasser) nur geringe Ballaststoffmengen aufgenommen, nämlich 3,07 Milligramm. Die empfohlene Zufuhr liegt laut der Deutschen Gesellschaft für Ernährung aber bei 30 Gramm am Tag. Essig leistet hierzu also nur einen ganz minimalen Beitrag.

Essigsäuregärung macht Schadstoffe platt

Viele Schwermetalle sind lebenswichtig, zumindest in Kleinstmengen oder Spuren, zum Beispiel Magnesium, Eisen, Chrom und Zink. Andere sind hingegen giftig. Dazu zählen Blei, Cadmium, Quecksilber und Arsen. Cadmium ist erbgut- und fruchtschädigend und hat sich im Tierversuch als krebserregend erwiesen. Blei, Cadmium und Quecksilber schädigen das Nervensystem. Da sie sich im Körper und dort im Fettgewebe ablagern, ist es von großer Bedeutung, die Belastung so gering wie möglich zu halten. Das heißt, Lebensmittel sollten besonders sorgfältig ausgewählt und vor dem Verzehr gewaschen oder geschält werden (siehe Kapitel 5).

Für einige Lebensmittel gibt es Grenzwerte für die Schwermetallbelastung, die uns schützen sollen. Noch besser ist es, wenn bereits durch den Herstellungs-

prozess die Belastung reduziert wird. So ist bekannt, dass durch die Fermentation von Gemüse, etwa bei der Herstellung von Sauerkraut, der Gehalt an Pflanzenschutzmitteln und Nitrat vermindert werden kann. Die Untersuchung der LUFA (siehe Seite 56) zeigt zudem, dass es auch bei der Essigherstellung zu einer „Abreicherung" von Schwermetallen kommt, wie es im Fachjargon heißt. Das bedeutet, Schadstoffe werden abgebaut.

So waren die Mengen an Cadmium, Arsen und Blei in den meisten Essigproben nur sehr gering. Da Obst und auch Weine in der Regel aber mit diesen Substanzen belastet sind, ist es hier vermutlich im Zuge der Essiggärung zu einer Verminderung gekommen. „Insgesamt zeigte sich, dass es beim Übergang vom Wein zu Essig meist zu Abreicherungen der Elemente kommt", lautet das Fazit der Forscher. Dort, wo die Essigproben doch belastet waren, sehen die Wissenschaftler die Ursache in der Verwendung untauglicher Gerätschaften wie zum Beispiel Gefäßen und Rohren aus ungeeigneten oder überalterten Materialien. Auch sie können Schwermetalle wie zum Beispiel Eisen an den Essig abgeben. Hier sind die Hersteller gefragt, die Belastung abzustellen.

Und noch etwas ergab die Studie: Auch wenn der Grundwein Schwefel enthält, im Apfelessig ist er so gut wie nicht mehr nachweisbar. Im Zuge der Fermentation von Wein zu Essig wird er zerstört. Das freut insbesondere Asthmatiker und Allergiker, die auf Schwefelverbindungen empfindlich, etwa mit Atemnot, reagieren. Doch aufgepasst: Klarer Apfelessig wird manchmal extra geschwefelt, um Verfärbungen vorzubeugen. Darum am besten immer das Etikett lesen: Dort müssen Schwefelzusätze im Essig in der Zutatenliste aufgeführt werden (siehe dazu Kapitel 3).

Kleine Apfelessig-Apotheke

Apfelessig ist ein erprobtes Hausmittel, mit dem sich kleinere Leiden kurieren lassen oder Erkrankungen vorgebeugt werden kann. Ob Hals- und Ohrenschmerzen oder ein erhöhter Blutzucker- und Cholesterinspiegel – die tägliche „Dosis" Apfelessig kann zu einer Linderung oder einer Regulierung des Stoffwechsels beitragen. Er ist jedoch kein Wundermittel, mit dem sich sämtliche Krankheiten heilen lassen, wie manchmal in Blogs und Internetberichten suggeriert wird.

Immerhin sind in den vergangenen Jahren international eine Reihe von Studien durchgeführt worden, die die Wirkung von Apfelessig und auch von anderen Essigsorten überprüfen – und hier meist zu positiven Einschätzungen kommen. Analysen haben zudem die einzelnen Wirkstoffe zum Gegenstand, um besser zu verstehen, was genau im Apfelessig steckt und wirkt. Doch auch aus der Erfahrungsheilkunde heraus gibt es ein großes Wissen in Bezug auf die kurierende Wirkung des Apfelessigs. All diese Erkenntnisse sind in die folgende „Kleine Apfelessig-Apotheke" eingeflossen.

Wichtig ist aber: Wenn Apfelessig nicht innerhalb von zwei bis drei Tagen seine Wirkung entfaltet, die Symptome also gleichbleibend sind oder schlimmer werden, heißt es: ab zum Arzt!

Wie wird Apfelessig getrunken?

Zur Vorbeugung von Krankheiten und um den Darm regelmäßig mit „guten" Bakterien zu versorgen, sollte naturtrüber, roher, also unerhitzter Apfelessig gemischt mit Wasser getrunken werden – am besten täglich. Wichtig ist, dass er morgens, und zwar auf nüchternen Magen eingenommen wird. Denn nur so können die Essigkulturen die Magenpassage gut überstehen und werden nicht von der Magensäure geschädigt. Dafür werden einfach etwas Apfelessig, Wasser und eventuell Honig gemixt. Im Krankheitsfall kann auch das mehrmalige Trinken des Apfelessig-Wassers im Laufe eines Tages sinnvoll sein. Weitere Rezepte werden bei den einzelnen Beschwerden aufgeführt.

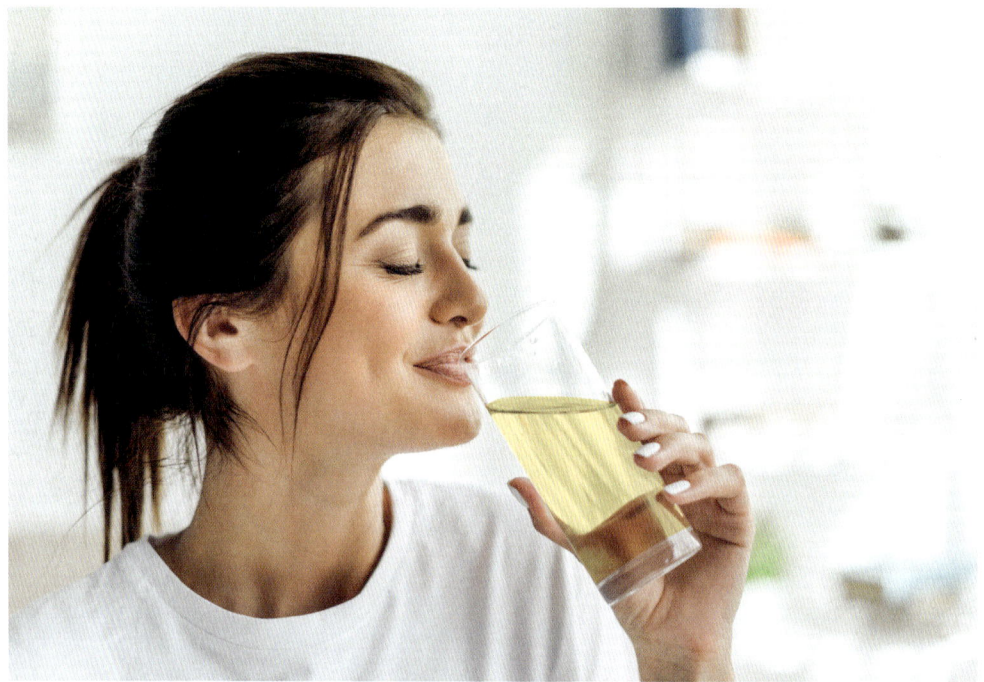

Löffeleinheiten

Je nachdem, welche Löffel in der Küchenschublade liegen, ob die von Oma oder ein Besteck neueren Datums: Die Mengen, die sie fassen, können von den hier aufgeführten Angaben abweichen. Das macht aber nichts, denn der Essig wird ja mit Wasser verdünnt eingenommen, sodass man keinesfalls zu viel Säure aufnimmt und sich schadet.

Löffel fassen üblicherweise folgende Mengen:

1 Teelöffel (TL) Apfelessig = ca. 5 ml
1 Esslöffel (EL) Apfelessig = 10 bis 15 ml
1 TL Honig = 10 g
1 EL Honig = 20 g
1 Glas Wasser = 150 bis 200 ml
1 Tasse = 150 bis 200 ml

Apfelessig-Wasser: Basisrezept für jeden Tag

Zutaten

➢ 2 TL Apfelessig (roh, naturtrüb)*

➢ 1 Glas Wasser (ca. 150 ml)

➢ evtl. 1 TL Honig

Zubereitung

➢ *Die Zutaten gründlich miteinander mischen und den Drink auf nüchternen Magen in kleinen Schlucken trinken.*

---

* Zum Einkauf von Apfelessig und zu der Frage, welche Essigqualität sich für welchen Zweck eignet, siehe Kapitel 3.

Heilmittel Honig: Worauf muss man achten?

Viele Rezepte der Apfelessig-Apotheke werden mit Honig verfeinert. Das hat zum einen geschmackliche Gründe, denn der Honig nimmt dem Essig die Säurespitze und macht den täglichen Apfelessig-Drink so milder und den Verzehr angenehmer. Honig selbst hat aber auch zahlreiche gesundheitliche Wirkungen, sodass durch einen kleinen Zusatz zum morgendlichen Apfelessig-Wasser das Wirkspektrum erweitert oder Wirkungen verstärkt werden.

So hat Honig – wie ja auch Apfelessig – antibakterielle Wirkungen (siehe auch Kapitel 4). Er killt also Keime. Zudem fördert er die Wundheilung und wird heute darum sogar in Krankenhäusern eingesetzt. Am Querschnittzentrum der Berufsgenossenschaft in Ludwigshafen beispielsweise werden offene Wunden von bettlägerigen Patienten mit Honig behandelt. Sie heilen dann nicht nur schneller aus, sie sind auch keimfrei und die Narben werden weicher und stabiler, berichtet das Magazin Spektrum der Wissenschaft.

Hier nutzt man auch die Wirkung des Zuckers im Honig. Er besteht zu etwa 80 Prozent aus Fruchtzucker und Traubenzucker. Der Zucker entzieht Wunden das Wasser und den Bakterien somit den Nährboden, sodass sie inaktiviert werden. Zudem spielt der pH-Wert (Säurewert) des Honigs eine Rolle. Er liegt bei pH 3,5 bis 4,5. Chemisch betrachtet ist er darum wie Essig sauer und kann daher Keime eliminieren. Doch auch den etwa 200 weiteren Inhaltsstoffen des süßen Honigs – dazu zählen Säuren wie Ameisen- und Oxalsäure, Enzyme, Mineralstoffe, Spurenelemente sowie Phenole (siehe Seite 56) – kommt bei der Wundheilung eine wichtige Rolle zu.

Doch Honig kann nur wirken, wenn die Qualität stimmt. Studien zeigen, dass erhitzter Honig (55 Grad Celsius und mehr) seine wundheilende Wirkung verliert. Zwar sind Zucker und Säuren unempfindlich, aber die Enzyme werden bei hohen Temperaturen inaktiviert. Darum sollte stets nur unerhitzter oder schonend erwärmter Honig für die Rezepturen aus der Apfelessig-Apotheke verwendet werden. Honige, die die grüne Banderole des Deutschen Imkerbundes tragen, aber auch die meisten Bio-Honige, werden nicht oder nur kurzzeitig und nie höher als auf 40 Grad erhitzt. Der Honig sollte zudem stets kühl und dunkel aufbewahrt werden, denn bei zu warmer Lagerung und Tageslicht leiden Enzyme ebenfalls.

Apfelessig + Honig = Oxymel

Oxymel ist ein traditionelles Hausmittel, das durch die Kombination aus Honig und Essig auch „Sauerhonig" genannt wird. Der Mix wirkt desinfizierend, entzündungshemmend und kann auch die Verdauung anregen. Durch pflanzliche Zusätze werden weitere Wirkungen erzielt. Die Beigabe etwa von Sanddorn verstärkt die antioxidative Wirkung (siehe Seite 57), durch einen Zusatz an Spitzwegerich und Ingwer ist Sauerhonig hilfreich bei einer Erkältung und bei Husten. Generell wirkt die Mischung aus Honig und Essig stärkend, sodass sie auch zur Krankheitsvorbeugung geeignet ist.

Rezept für „Sauerhonig"

Zutaten

- Zusätze von Sanddorn, Cranberries, Fichtenspitzen oder Spitzwegerich
- 3 Teile Honig
- 1 Teil Apfelessig (roh, naturtrüb)

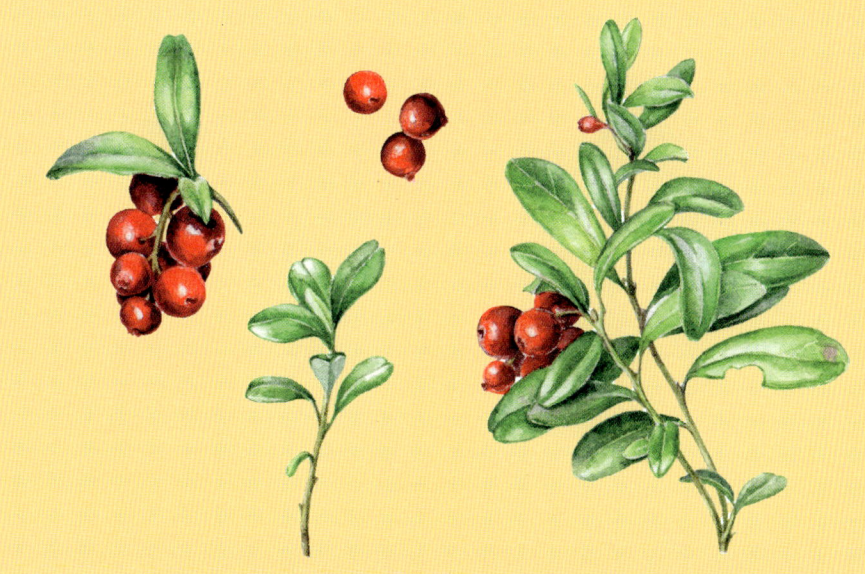

Zubereitung

➢ Je nach gewünschter Menge werden ein oder mehrere Gläser mit Twist-off-Deckel mit kochendem Wasser desinfiziert.

➢ Dann werden die Kräuter oder Beeren zerkleinert, ins Glas gegeben, Honig und Essig gemischt und alles wird verrührt. Etwa vier Wochen ziehen lassen, zwischendurch das Glas immer wieder schütteln, damit sich nichts absetzt und sich alle Zutaten mischen.

➢ Den Mix durch ein Sieb streichen, um Beeren oder Kräuter zu entfernen.

➢ Von der Flüssigkeit zur Stärkung täglich 2 EL einnehmen. Sie schmeckt pur oder auch eingerührt in Wasser oder Fruchtsäfte.

Hilfe aus der Apfelessig-Apotheke: Von Abnehmen bis Zahnfleischentzündung

Bei der Frage, welchen Apfelessig man am besten in der Apfelessig-Apotheke einsetzt, kann man sich an folgenden Faustregeln orientieren:

➢ Bei Anwendungen, bei denen allein die Wirkung der Essigsäure zum Tragen kommen soll, z. B. bei einer Blasenentzündung oder bei Halsschmerzen, kann ein preiswerter Apfelessig verwendet werden.

➢ Kommt es auch auf die weiteren Wirkstoffe an, etwa bei Darmerkrankungen auf die Milchsäurebakterien, ist ein guter roher (nicht pasteurisierter), naturtrüber Apfelessig richtig.

Abnehmen

Immer wieder wird behauptet, dass Essig beim Abnehmen helfe. In Medienberichten wird er als Fatburner und Sattmacher gehandelt. Tatsächlich haben Studien mit Übergewichtigen gezeigt, dass der Verzehr von Essig dazu beitragen kann, das Gewicht und damit den Körpermasse-Index (auch Body-Mass-Index oder BMI genannt) zu reduzieren. Zugleich werden auch erhöhte

Blutzucker- und Cholesterinspiegel (siehe Seite 72) sowie diverse Blutfette reguliert. Die bisher größte Studie wurde 2009 in Japan mit 155 übergewichtigen Personen durchgeführt. Die Probanden erhielten täglich entweder ein Glas Wasser mit ein oder zwei Esslöffeln Apfelessig oder einen Drink ohne Essig – alles, ohne ihre Ernährung groß umzustellen. Nach zwölf Wochen hatten die „Essig-Gruppen" signifikant mehr abgenommen als die „Wasser-Gruppe", nämlich insgesamt ein- beziehungsweise zwei Kilogramm. Der BMI und der Taillenumfang verringerten sich ebenfalls. Auch wenn die „Fettschmelze" nicht gravierend war, die Wissenschaftler vom zentralen Recherche-Institut der japanischen Präfektur Aichi, die die Studie durchführten, sehen die Ergebnisse positiv. Denn mit jedem Kilo zu viel auf den Hüften steige auch das Risiko für koronare Herzerkrankungen, erklärt Studienleiter Tomoo Kondo. Umgekehrt sinkt es aber auch mit jedem Kilo weniger. Erklärt wird die Wirkung des Essigs beim Abnehmen unter anderem mit der Funktion der Essigsäure. So steigt der Blutzuckerspiegel nach einer Mahlzeit mit Essig nicht so rapide an, es gibt keine Blutzuckerspitzen und auch die Ausschüttung des Hormons Insulin verläuft moderat. Das verhindert Heißhunger. Essigsäure unterstützt auch die Ausscheidungsorgane wie Darm, Haut und Nieren bei ihrer Arbeit. So werden mehr energiereiche Stoffwechselzwischenprodukte aus dem Körper entfernt und können sich nicht auf den Hüften festsetzen. Die Wissenschaftler diskutieren aber auch, dass ein Apfelessig-Drink auf nüchternen Magen eine gewisse Übelkeit oder zumindest Sättigung hervorruft und somit den Spaß am Essen verleidet, was sich wiederum auf der Waage niederschlägt. Wie auch immer: Ein Diät-Wundermittel, mit dem sich in kurzer Zeit kiloweise Körperfett wegschmelzen lässt, ist Apfelessig nicht. Er kann aber Teil eines Diätplans sein, um das Abnehmen zu unterstützen. Er ist außerdem auch ein gutes Mittel, um das Gewicht zu halten – immer begleitet von einer nachhaltigen Ernährungsumstellung mit viel Vollkorn, Gemüse, Hülsenfrüchten und Obst.

Hilfe aus der Apfelessig-Apotheke

➢ *1 Glas Wasser mit 2 TL Apfelessig (roh, naturtrüb) gut vermischen.*
➢ *Diesen Drink vor jeder Mahlzeit in kleinen Schlucken trinken.*

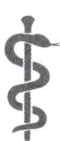

Blähungen

Nach dem Essen von schwer verdaulichen Lebensmitteln wie Hülsenfrüchten, Kohl, Rettich und Radieschen, aber auch durch hastiges Essen und ungenügendes Kauen, zum Beispiel von Fleisch, Geflügel und Fisch, kann es zu Blähungen kommen. Dabei handelt es sich um Lufteinschlüsse im Darm, die durch eine unvollständige Verdauung hervorgerufen werden. Essig kann hier auf zwei Wegen helfen: Wird er vor dem Essen eingenommen, wird durch die Säuren die Sekretion von Verdauungsenzymen angeregt, etwa im Speichel, sodass der Abbau der Kohlenhydrate aus dem Essen verstärkt schon im Mund beginnt. Die Verbindungen werden also geknackt und ihre Verdaulichkeit verbessert sich. Im Magen hilft die Säure dabei, Eiweiße so vorzuverdauen, dass die Enzyme, die die Proteine spalten, sofort aktiv werden können. Auch das verhindert Blähungen. Zudem kann durch Zugabe von Apfelessig ans Essen die Bekömmlichkeit von Kohlgemüsen und anderen schwer verdaulichen Speisen ein wenig verbessert werden. Wird er erhitzt, reicht eine einfache Qualität.

Hilfe aus der Apfelessig-Apotheke

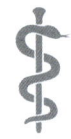

- ➢ *100 ml rohen, naturtrüben Apfelessig, 100 ml Wasser und 1 TL dunklen Honig (z. B. Tannenhonig) gut vermengen. Eine Portion des Mixes in ein Likörglas füllen und kurz vor den Mahlzeiten langsam trinken. Dabei jeden Schluck ganz kurz im Mund verweilen lassen, damit die Speichelproduktion in Gang kommt.*

- ➢ *Bei schwer verdaulichen Speisen wie Erbsen, Linsen oder Bohnen sollte immer ein Kännchen Apfelessig auf dem Tisch stehen. Ein Spritzer davon ans Essen gegeben, kann Wunder wirken. Oder der Essig wird schon zum Kochen verwendet. Wird er dabei erhitzt, reicht eine preiswerte Qualität.*

- ➢ *Wer immer wieder unter Blähungen leidet, kann sich einen speziellen Verdauungsessig herstellen. Dazu je 15 g Kümmel- und Fenchelsamen und 30 g frischen, fein gehackten Ingwer mit 500 ml Apfelessig mischen, in ein Glas oder eine Flasche geben und zwei Wochen lang gut verschlossen bei Raumtemperatur ziehen lassen. Danach alles durch einen Kaffeefilter abseihen und davon ein Likörglas voll zu den Mahlzeiten trinken.*

Blasenentzündung

Unerwünschte Bakterien, die bei einer Blasenentzündung über den Harnleiter in die Blase eindringen und schmerzhafte Entzündungen hervorrufen, können mithilfe von Essig in Schach gehalten werden. Denn die Säure hat eine leichte antibiotische Wirkung. Wird also regelmäßig Apfelessig-Wasser getrunken, säuert dies den Harn, sodass sich Bakterien darin nicht so gut vermehren können. Zudem regt Essig auch die Harnausscheidung an: Unerwünschte Bakterien werden mit dem Harn ausgespült. Eine bereits vorhandene starke Belastung mit Keimen – man erkennt sie an starkem Brennen beim Harnlassen – lässt sich so aber meist nicht in den Griff bekommen. Tritt nach zwei bis drei Tagen Apfelessig-Behandlung keine Besserung auf, sollte sicherheitshalber ein Arzt aufgesucht werden.

Hilfe aus der Apfelessig-Apotheke

➤ *Bei akuten Schmerzen mehrmals am Tag Apfelessig-Wasser (einfache Qualität) trinken, am besten zu jeder Mahlzeit. Das Basisrezept steht auf Seite 65.*

➤ *Auch vorbeugend hilft Apfelessig gegen Blasenentzündungen. Darum ist es sinnvoll, sich jeden Morgen vor dem Frühstück ein Gläschen Apfelessig-Wasser zu genehmigen.*

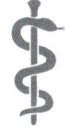

Bluthochdruck

Essig kann den Blutdruck senken. Genau genommen hat Reisessig beziehungsweise die darin enthaltene Säure im Tierversuch die Ausschüttung von Angiotensinen gehemmt. Dies ist ein Hormon, das die Blutgefäße eng stellt und so den Blutdruck in die Höhe treibt. Der Versuch wurde zwar nicht mit Apfelessig wiederholt, doch ist hierbei die Säurewirkung entscheidend und die Säure ist auch im Apfelessig enthalten. Zugleich liefert er Melanoidine, Antioxidantien, die im Zuge der Essigreife entstehen. Sie haben ebenfalls eine blutdrucksenkende Wirkung (siehe Seite 58). Bislang gibt es noch keine Studien am Menschen, die zeigen, dass der Einsatz von (Apfel-)Essig in der Therapie von erhöhtem Blutdruck (Hypertonie) nachhaltig wirkt. Aber es ist einen Versuch wert zu testen, ob das morgendliche Glas Apfelessig-Wasser hilft, den Blutdruck zu regulieren. Wenn Sie bereits Tabletten (Blutdrucksenker) einnehmen, sprechen Sie bitte zunächst mit Ihrem Arzt.

Hilfe aus der Apfelessig-Apotheke

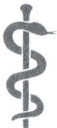

➤ *Mindestens einmal täglich einen Apfelessig-Wasser-Shot (roh, naturtrüb) trinken (für das Basisrezept siehe Seite 65).*

Blutzuckerspiegel-Regulation

Eine kleine Portion Apfelessig vor dem Essen kann helfen, Schwankungen des Blutzuckerspiegels nach der Mahlzeit zu vermeiden – der Heißhunger bleibt aus. Im Rahmen einer Studie erhielten Versuchsteilnehmer zum Frühstück eine Portion Weißbrot, entweder mit Essig beträufelt oder ohne Essig. Die Teilnehmer, die das Essigbrot verzehrten, hatten deutlich günstigere Blutzuckerwerte und auch das Hormon Insulin, das den Zucker aus dem Blut entfernt und in die Zellen transportiert, blieb im Lot. Die Wirkung des Essigs wird damit erklärt, dass die Säuren das Enzym Alpha-Amylase bremsen, das die Stärke im Essen abbaut. Doch nicht allein Apfelessig beeinflusst den Blutzucker. Auch Ballaststoffe aus Vollkorn und Gemüse regulieren die Insulinausschüttung. Sie nähren auch die „guten" Bakterien im Darm, die wiederum Buttersäure bilden. Und diese verbessert die Insulin-Sensitivität.

Hilfe aus der Apfelessig-Apotheke

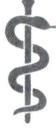

➤ *Vor jeder Mahlzeit einen Apfelessig-Wasser-Drink (für das Rezept siehe Seite 65) trinken.*

Cholesterin

Erhöhte Cholesterinwerte gelten als ein Risikofaktor für Arteriosklerose und daraus folgende Erkrankungen wie Angina Pectoris, Herzinfarkt und Schlaganfall. Besonders ungünstig ist das „schlechte" LDL-Cholesterin, das sich als Plaque in den Blutgefäßen ablagern kann. Studien zeigten, dass sich bei Probanden, die täglich 30 Milliliter Apfelessig, verteilt auf zwei Mahlzeiten, zu sich nahmen, verschiedene Blutfette signifikant verbesserten. Nicht nur das LDL- und das Gesamtcholesterin verminderten sich, sondern auch die sogenannten Triglyceride. Auch diese Fette spielen eine Rolle bei Fettstoffwechselstörungen. Zugleich stieg das „gute" HDL-Cholesterin an, das einen Schutzfaktor vor Gefäßablagerungen darstellt. Die Einnahme von Apfelessig verminderte im Tierversuch auch die Neigung zu einer Fettleber deutlich (und zwar unabhängig davon, ob der Essig nach einer traditionellen oder einer industriellen Methode hergestellt wurde). Apfelessig kann also auf verschiedene Weise günstig auf Blutfette wirken.

Hilfe aus der Apfelessig-Apotheke

➢ *Zweimal täglich einen Mix aus 2 EL Apfelessig und 150 ml Wasser am besten jeweils direkt vor den Mahlzeiten einnehmen.*

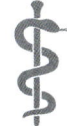

Corona

Bislang ist unklar, wer an COVID-19, nach den Erregern oft auch Corona genannt, erkrankt und wer nicht. Es gibt auch keine anerkannte Therapie, wenn die Virusinfektion aufgetreten ist. Jedoch legt eine im Mai 2020 im Journal der *American Chemical Society* veröffentlichte Übersichtsarbeit nahe, dass die Ernährung eine wichtige Rolle beim Schutz vor Infektionen mit Viren und so auch mit dem neuartigen Coronavirus spielt. Die Autoren raten ausdrücklich zu einer Kost, die einen hohen Anteil an fermentierten Lebensmitteln enthält. Gemeint sind Sauerkraut und andere vergorene Gemüse wie das scharfe Kimchi, Joghurt und Kefir, Kombucha und auch Essig; alle liefern lebende „gute" Bakterien, die eine gesunde Darmflora fördern und auf diese Weise die Immunabwehr stärken – sie sitzt zu 70 Prozent im Darm! Die „Fermentos" versorgen den Darm mit Milchsäurebakterien und anderen Bakterienkulturen sowie mit Milchsäure, die den Säurewert (pH-Wert) im Darm verändert. Das schmeckt Viren, die möglicherweise die Magensäure überleben, gar nicht – und eliminiert sie. Zwar merzt die Magensäure behüllte Viren (auch das Coronavirus ist „behüllt") normalerweise aus. Doch werden zum Beispiel bei Sodbrennen sogenannte Antazida eingenommen, ist die Magensäureproduktion gedrosselt und Viren „flutschen" gegebenenfalls durch den Magen und gelangen in den Darm. Die „guten" Mikroben stärken auch Darmbarriere und -epithelzellen, die antivirale Substanzen produzieren – und so wie ein Schutzschild gegen unerwünschte Viren wirken. Schließlich beeinflusst die Darmflora auch die Bildung von sogenannten Zytokinen. Diese Eiweißstoffe koordinieren die Reaktion des Körpers bei Infektionen und Entzündungen. Von daher sei es wahrscheinlich, so das Fazit von Wissenschaftlern der University of New South Wales in Sydney, dass Diäten, die fermentierte Lebensmittel enthalten, als Schutzfaktor gegen SARS-CoV-2, das Coronavirus, dienen.

Hilfe aus der Apfelessig-Apotheke

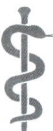

➤ *Der regelmäßige Genuss von Apfelessig-Wasser (roher, naturtrüber Apfelessig, für das Rezept siehe Seite 65) versorgt den Darm mit „guten" Bakterien und mit Essigsäure, die gegen Viren vorgehen, die die Magensäure überlebt haben.*

➤ *Empfehlenswert ist zudem der Verzehr von weiteren fermentierten Lebensmitteln. Dazu zählen rohes Sauergemüse (aus Weißkohl, also Sauerkraut, Karotten oder Rote Bete), Naturjoghurt und probiotische Joghurts, Kombucha und Brottrunk. Sauerteigbrot liefert zudem Säuren, die das Darmklima positiv beeinflussen.*

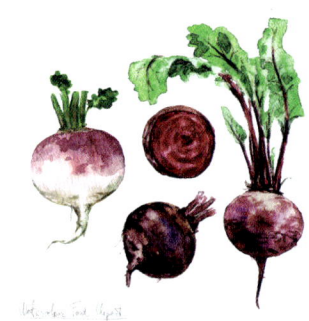

Colitis ulcerosa

Das tägliche Gläschen Apfelessig-Wasser kann möglicherweise Entzündungen eindämmen, wie sie bei der Darmerkrankung Colitis ulcerosa auftreten. In einer Tierversuchsstudie zeigten Mäuse, die Wasser mit Essig zu trinken erhielten, deutlich schwächere Entzündungsreaktionen als Tiere, die nur Wasser bekamen. Die Forscher begründen dies mit den „guten" Bakterien wie *Lactobacillus* und *Bifidobakterium*, die sich in hohen Konzentrationen im Stuhl der mit Essigwasser behandelten Mäuse befanden. Bekannt ist, dass diese Mikroorganismen Entzündungsvorgänge zum Teil unterdrücken können. Die Wissenschaftler schließen aus den Ergebnissen, dass Essigwasser bei chronisch-entzündlichen Erkrankungen helfen könnte. Sie betonen aber, dass Humanstudien die Ergebnisse erst noch bestätigen müssten.

Möglicherweise hilft Apfelessig aber zumindest bei milden Formen von Colitis ulcerosa. „Seit ich jeden Morgen vor dem Essen ein Glas Wasser mit einem Schuss Apfelessig zu mir nehme", schreibt ein Leser im *Deutschen Ärzteblatt*, „sind keine Entzündungen mehr aufgetreten."

Hilfe aus der Apfelessig-Apotheke

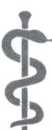

➤ *Ein Glas Apfelessig-Wasser (für das Rezept siehe Seite 65) vor dem Frühstück versorgt den Darm mit „guten" Bakterien und mit Essigsäure, die Entzündungen entgegenwirken können.*

Diabetes

Wird vor Mahlzeiten etwas Essig mit Wasser getrunken oder der saure Saft direkt ans Essen gegeben, beeinflusst die Essigsäure den Blutzuckerspiegel günstig. Blutzuckerspitzen werden gemildert und es muss weniger Insulin ausgeschüttet werden. Das ist gut für Diabetiker, die zu wenig Insulin (Typ-2-Diabetes) oder gar keines (Typ-1-Diabetes) produzieren. Doch Essig, am Abend eingenommen, verbessert auch die Blutzuckersituation am Morgen – das zeigt eine Studie, über die das Portal *Diabetes Deutschland* berichtet. Im Rahmen dieser Studie wurden Patienten mit Typ-2-Diabetes angewiesen, vor dem Schlafengehen einen Esslöffel Apfelessig plus Wasser zusammen mit einem kleinen Stück Käse zu verzehren, was die Blutzuckerwerte am Morgen verbesserte. Der Glukosespiegel wurde durch den Apfelessig-Käse-Snack signifikant gesenkt, und zwar umso mehr, je höher der morgendliche Blutzuckerwert bei den Probanden üblicherweise war. Bei Werten von mehr als 130 Milligramm pro Deziliter betrug die Abnahme rund sechs Prozent (bei niedrigeren Werten war der Effekt hingegen minimal). Fazit: „Ein Esslöffel Essig vor dem Schlafengehen kann helfen, morgendliche Blutzuckerwerte etwas abzusenken." Wie sinnvoll dauerhafter Genuss von Essig tatsächlich ist, müssten laut *Diabetes Deutschland* jedoch weitere Studien erst zeigen.

Hilfe aus der Apfelessig-Apotheke

➢ *Abends vor dem Schlafengehen einen Apfelessig-Wasser-Drink (für das Basisrezept siehe Seite 65) zusammen mit einem kleinen Stück Käse einnehmen.*

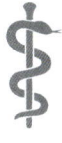

Durchfall

Es gibt viele Ursachen für das Auftreten von Durchfall: Verdorbene Lebensmittel, Nahrungsmittelunverträglichkeiten, Stress und vor allem krank machende Bakterien und Viren können dazu führen, dass der Stuhl aus der Form gerät. Laut einer japanischen Studie wirkt Reisessig wie ein sanftes, aber effektives Antibiotikum gegen verschiedene Bakterien, die bei Durchfall den Darm infizieren können. Die im Essig enthaltene Essigsäure und die Milchsäurebakterien darin machen das Darmmilieu sauer und bieten unerwünschten Keimen so Gegenwehr. Da nicht nur Reisessig, sondern auch Apfelessig diese Powerstoffe enthält, wirkt er ebenfalls antibiotisch. Bei Durchfall hilft auch ein spezieller Heilessig, der jedoch zwei Wochen ziehen muss, sodass man ihn am besten auf Vorrat herstellt.

Hilfe aus der Apfelessig-Apotheke

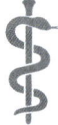

- ➢ *Bei den ersten Anzeichen von Durchfall sofort ein Glas Wasser, gemixt mit 2 TL Apfelessig (roh, naturtrüb), trinken. Hält der Durchfall an, über den Tag verteilt zwei bis drei Gläser Essigwasser trinken.*
- ➢ *Die Herstellung eines Heilessigs ist hilfreich, wenn der Darm öfter grummelt. Natürlich muss man die Ursachen abklären lassen. Aber es ist immer gut, einen Heilessig parat zu haben. Dazu werden 20 g getrocknete Pfefferminzblätter (Bioladen, Reformhaus), 1 TL Bärlauch-Frischblatt-Granulat (Apotheke) und 20 g Zimt in ein Glas mit weiter Öffnung gegeben. Das Ganze mit 500 ml Apfelessig (roh, naturtrüb) übergießen, mit dem Deckel verschließen und schütteln, damit sich die Zutaten mischen. Den Ansatz dann zwei Wochen stehen lassen.*
- ➢ *Anschließend den Sud durch einen Kaffeefilter in ein großes Glas mit Schraubdeckel seihen, um die Gewürze zu entfernen.*
- ➢ *Bei Bedarf werden von dem Heilessig täglich drei Likörgläser eingenommen, bei starkem Durchfall können es auch fünf Gläschen sein. Sollte nach zwei Tagen keine Besserung eingetreten sein, eine Ärztin aufsuchen.*

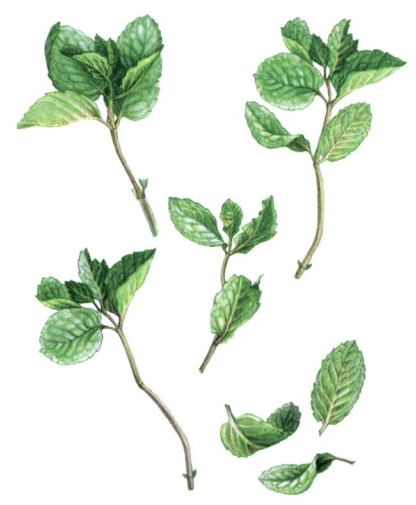

Erkältungskrankheiten

Husten, Schnupfen, Heiserkeit und Fieber – eine Erkältung kann sich auf vielfältige Weise bemerkbar machen. Es sind Viren am Werk, die das Kratzen im Hals, die laufende Nase oder den Husten auslösen (siehe auch unter „Husten"). Essig ist da ein bewährtes Hausmittel. Seine Säure wirkt zum Beispiel beim Gurgeln mit Essigwasser unmittelbar auf Erreger, die im Hals sitzen. Aber die Säure hat auch eine indirekte Wirkung. Von Essigmachern, die täglich den sauren Dämpfen des Essigs ausgesetzt sind, ist bekannt, dass sie so gut wie nie an Entzündungen der Atemwege erkranken. Denn die Dämpfe regen die Durchblutung an, fördern so die Schleimlösung und damit das Ausschwemmen der Keime.

Hilfe aus der Apfelessig-Apotheke

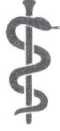

- *Kratzt es im Hals oder schmerzt er richtig, kann das Gurgeln oder Ausspülen des Mundes mit einer Lösung aus gleichen Teilen Wasser und Apfelessig (einfache Qualität) Abhilfe schaffen. Die in dem Mix enthaltenen Säuren rücken den Krankheitserregern, die sich im Mund- und Rachenraum befinden, zu Leibe.*

- *In der ayurvedischen Heilkunde wird auch das sogenannte Zungenbürsten empfohlen. Dabei wird die Zungenoberfläche etwa eine Minute lang mit einem Zungenschaber oder einer Zahnbürste abgestrichen, um potenzielle Krankheitserreger aus dem Mund- und Rachenraum zu entfernen. Kommt vor der Zungenmassage ein Tropfen Essig auf die Zahnbürste oder die Zunge, ist die Wirkung noch besser. Idealerweise morgens und abends die Zunge „bürsten". Dafür wird mit der Zahnbürste kräftig von hinten in Richtung Mundöffnung streichen.*

- *Bei Halsschmerzen hilft auch eine Mischung aus gleichen Teilen Apfelessig (roh, naturtrüb), Wasser und Honig (am besten eine dunkle, gerbstoffreiche Sorte wie z. B. Tannenhonig). Davon alle drei Stunden ein Teelöffel einnehmen.*

- *Ist die Nase verstopft, kann sie mit einem pfeffrig-saurem Mix zum Laufen gebracht werden. Dafür je morgens und abends ein festes Stück saugfähiges Papier, z. B. ein Blatt von der Küchenrolle, mit Apfelessig (einfache Qualität) beträufeln. Darauf wird ein wenig schwarzer Pfeffer gestreut und das Papier dann vorsichtig mit der pfeffrigen Seite auf die Brust gelegt. Dort verbleibt es ca. 20 Minuten. Danach die Haut mit warmem Wasser abwaschen.*

- *Bei leichtem Fieber sind Wadenwickel mit Essig eine Alternative zu Fieberzäpfchen & Co. Dafür 700 ml Wasser mit 250 ml Apfelessig (einfache Qualität) ver-*

mischen. Zwei Leinentücher in den Mix tauchen, gut auswringen und je ein Tuch um eine Wade wickeln. Darüber kommt ein Frottiertuch. Sobald der Wickel getrocknet ist, wird das Prozedere noch einmal durchgeführt – so lange, bis die normale Körpertemperatur (36,5 bis 37,5 Grad) erreicht ist. Danach die Füße schön warm halten, z. B. mithilfe dicker Wollsocken.

➤ *Hat ein Kind Fieber, geht´s einfacher mit Essigsocken. Dafür ein Paar Socken aus Baumwolle oder Wolle in das Wasser-Apfelessig-Gemisch tauchen und auswringen, damit es nicht tropft. Die Socken wieder anziehen. Darüber kommen zwei Paar trockener Strümpfe. Dann den kleinen Patienten gut zudecken und den Essig 15 Minuten wirken lassen. Danach ausziehen. Ist das Fieber nicht gesunken, nach 60 Minuten das Ganze wiederholen.*

Fieber: siehe Erkältungskrankheiten

Fußpilz

Pilze mögen es dunkel, feucht und warm. Beste Bedingungen finden sie daher zwischen den Zehen. Dort sammelt sich beim Sport oder bei Hitze der Schweiß. In Socken und Schuhen ist es zudem schön warm und dunkel. Vorbeugen tut also not. So kann man den Pilzen das Leben schwer machen.

Hilfe aus der Apfelessig-Apotheke

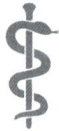

➤ *Barfußgehen ist prima, weil die Füße dabei gut belüftet werden. Ist dies nicht möglich, sind sogenannte Barfußschuhe, Strümpfe aus Naturfasern wie Baumwolle und Wolle sowie Schuhwerk aus Naturmaterialien wie Leder oder Baumwolle günstiger als das aus Kunststoff oder Gummi. Noch besser ist es, wenn die Füße durch Löcher oder Schlitze gut belüftet werden, denn auch frische Luft mögen Pilze nicht.*

➤ *Nisten sich doch einmal Pilze ein und juckt es dann zwischen den Zehen, kann Apfelessig helfen, denn er hat eine pilzhemmende Wirkung. Bei Fußpilz rückt man den Erregern am einfachsten durch das Tragen von Essigsocken zu Leibe. Zwei Baumwollsocken werden dazu in einer Lösung aus Apfelessig (einfache Qualität) und Wasser im Verhältnis 1:1 getränkt, ausgewrungen und feucht angezogen. Darüber kommen ein paar trockene Wollsocken. Dieses Outfit bleibt am besten über Nacht am Fuß, damit der Essig gut einwirken kann. Am nächsten Tag die Füße kurz mit Wasser abspülen und sehr gut abtrocknen, vor allem zwischen den Zehen.*

➤ *Auch ein Fußbad ist lindernd. Dafür werden ¼ l Apfelessig (einfache Qualität) und eine Tasse Salz in 2 bis 3 l lauwarmem Wasser aufgelöst und die Füße darin ca. zehn Minuten gebadet. Das Salz öffnet die Hautporen bzw. die Hautoberfläche und macht sie so aufnahmebereit für den Essig. Anschließend gut abtrocknen. Andernfalls haben wiederum die Pilze leichtes Spiel.*

➤ *Zusätzlich können die befallenen Stellen mit Essig behandelt werden. Dazu gibt man etwas unverdünnten Apfelessig (einfache Qualität) auf eine Kompresse aus Baumwolle und betupft die Zehenzwischenräume damit. Bei offenen Stellen ist aber Vorsicht geboten, da der Essig die Haut dann gegebenenfalls zu sehr reizt.*

➤ *Zum Schutz vor übermäßiger Schweißbildung ist es hilfreich, die Füße regelmäßig zu baden. Dazu stellt man zunächst einen Sud aus ½ l Apfelessig und 50 g frischen Salbeiblättern her und lässt diesen in einem großen Glas mit Deckel verschlossen für 14 Tage ziehen. Anschließend die Blätter abseihen. Ein kleines Schnapsglas voll Salbei-Essig in eine Schüssel geben, die für das Fußbad mit lauwarmem Wasser aufgefüllt wird. Die Füße sollten darin mindestens zehn Minuten baden. Der Salbei hat eine schweißhemmende Wirkung, der Essig reguliert den pH-Wert der Haut.*

Halsschmerzen: siehe Erkältungskrankheiten

Heißhunger: siehe Blutzuckerspiegel-Regulation

Husten

Husten ist zunächst einmal keine Krankheit, sondern ein natürlicher Reflex, mit dem der von Krankheitserregern produzierte Schleim und auch Erreger selbst aus den Atemwegen abtransportiert werden sollen. Darum sollte Husten nicht mit Medikamenten unterdrückt werden, die den Hustenreiz stoppen. Besser ist es, wenn natürliche Schleimlöser mit sanften bakteriziden Eigenschaften zum Zuge kommen. Hier bietet sich Apfelessig an, da er bakterizid wirkt und zudem ein frisch-fruchtiges Gefühl im Mund-Rachen-Raum hinterlässt. Das ist angenehm.

Hilfe aus der Apfelessig-Apotheke

➤ *Das Abhusten wird durch Inhalation von mit Essig angereichertem Dampf gefördert. Apfelessig (einfache Qualität) und Wasser dafür zu gleichen Teilen ver-*

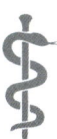

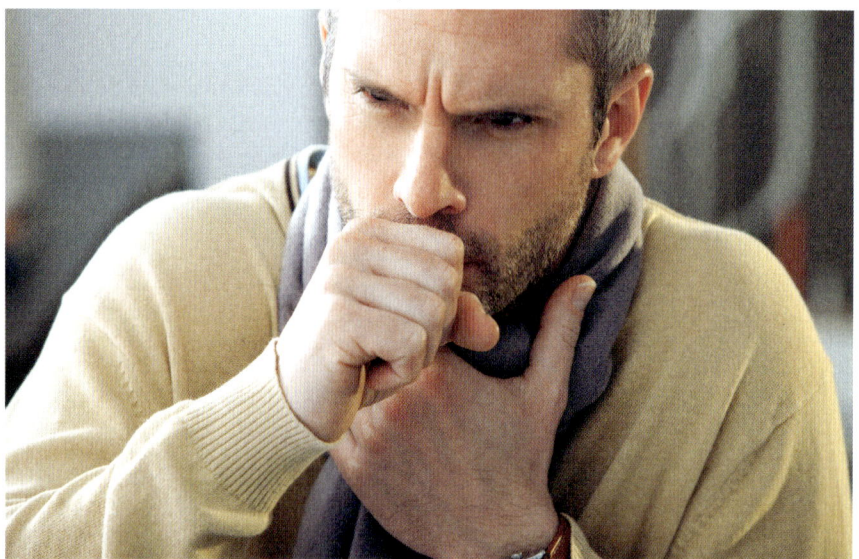

mischen, zum Kochen bringen und in eine Schüssel füllen. Dann den Kopf darüberbeugen und ihn so abdecken, dass die Dämpfe nicht entweichen können. Inhaliert wird abwechselnd durch Nase und Mund. Dauer der Anwendung: ca. zehn Minuten.

➤ *Gurgeln hilft, um Krankheitserreger im Hals zu eliminieren. Darum kann bei Husten ein Gemisch aus gleichen Teilen Apfelessig (einfache Qualität) und Wasser helfen, mit dem mehrmals täglich gegurgelt wird. Aber Achtung: Die Säure greift den Zahnschmelz an. Darum nicht direkt nach dem Gurgeln die Zähne putzen, sondern den Mund mit Wasser ausspülen und zur Sicherheit anschließend noch ca. 30 Minuten mit dem Zähneputzen warten.*

➤ *Ein selbst gemachter Hustensaft mit Apfelessig kann zusätzlich helfen. Er wird aus je 1 EL Honig und Apfelessig (roh, naturtrüb) und etwas warmem Wasser hergestellt und mehrmals am Tag getrunken. Neben dem Essig wirkt auch der Honig entzündungshemmend.*

Insektenstiche

Durch den Stich einer Wespe oder Biene gelangen Giftstoffe in den Körper, die – je nach Insektenart – zu leichten oder auch schweren Abwehr- und Entzündungsreaktionen führen können und die Haut in kurzer Zeit stark anschwellen lassen. Apfelessig ist ein gutes Mittel, um sowohl Entzündungen als auch Schwellungen einzudämmen. Aber Achtung: Wer unter einer Bienengiftallergie leidet, dem wird so nicht geholfen. Erleichterung schafft hier in der Regel nur das Erste-Hilfe-Set mit Kortison und Adrenalinfertigspritze.

Hilfe aus der Apfelessig-Apotheke

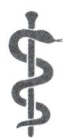

➤ *Sofort nach dem Einstich durch Wespe oder Biene wird ein mit Apfelessig (einfache Qualität) getränktes Tuch auf die Einstichstelle gelegt. Der Essig wirkt dort desinfizierend, die Kühle der Flüssigkeit leicht abschwellend.*

➤ *Ist kein Tuch zur Hand, kann der Essig auch direkt auf die schmerzende Stelle geträufelt werden. Den Vorgang mehrmals täglich wiederholen.*

➤ *Es ist auch einen Versuch wert, die Erkenntnisse aus einer Studie der Universität von Honolulu, die die Versorgung von Quallenstichen zum Gegenstand hatte, auf Insektenstiche zu übertragen. Besser als ein SOS-Medikament half hier Essig. Die Haut mit den Quallenstichen wurde sofort nach dem „Stich" großflächig mit Essig abgespült und dann mit 45 Grad heißem Wasser oder einer Wärmepackung für mindestens 45 Minuten abgedeckt. Auf diese Weise konnte das Gift inaktiviert und Beschwerden gelindert werden, berichtet* Spektrum der Wissenschaft. *Zwar sind Quallenstiche etwas anderes als Insektenstiche. Doch bei beiden gelangen Giftstoffe in den Körper, die sofort behandelt werden sollten.*

Kopfschmerzen

Es gibt zwei Arten von Kopfschmerzen: den Spannungskopfschmerz und den Clusterkopfschmerz. Sowohl beim Spannungskopfschmerz, der sich auf beiden Seiten des Kopfes bemerkbar macht und von den Betroffenen wie ein Schraubstock um den Kopf empfunden wird, kann Essig helfen, als auch beim einseitig wahrgenommenen Clusterkopfschmerz unterstützend lindern.

Hilfe aus der Apfelessig-Apotheke

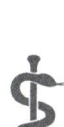

➤ *Ein Naturheilmittel bei Spannungskopfschmerz ist der sogenannte Essighut. Um ihn herzustellen, wird eine Papiertüte, die etwas größer als der Kopf ist, an der offenen Seite in Apfelessig (einfache Qualität) getaucht, sodass die Ränder gut benetzt sind. Diese Tüte dann wie ein Hut auf den Kopf setzen und aufbehalten, bis der Schmerz nachlässt. Alternativ kann man auch einen Hut aus stabilem Papier falten. Aber Achtung: Unbedingt aufpassen, dass kein Essig in die Augen gelangt.*

➤ *Bei Clusterkopfschmerz wird eher Kälte als wohltuend empfunden. Darum hilft hier ein sogenanntes Eistuch besser. Dafür eine Mischung aus 1 l kaltem Wasser, 1 Schuss Essig (einfache Qualität) und 1 EL Kochsalz herstellen. Anschließend zwei Baumwolltücher in die Lösung tauchen, diese auswringen und für etwa 20 Minuten im Gefrierfach deponieren. Dann eins der kalten Tücher in den Nacken legen und dort so lange liegen lassen, bis es die Körpertemperatur angenommen hat (das dauert etwa 20 Minuten). Dann wird das andere Tuch aus dem Eisfach genommen und nach dem gleichen Prinzip angewendet. Danach sollte Linderung eingetreten sein.*

Müdigkeit und Erschöpfung

Dafür gibt es natürlich verschiedene Gründe: Übermüdung, Mittagstief, Lichtmangel und anderes mehr. Und wer ständig zu wenig schläft, zu viel arbeitet und dazu andauernd Stress hat, wird auch mithilfe von Apfelessig nicht munter. Jedoch kann auch schweres Essen oder eine gestörte Verdauung Ursache von Müdigkeit und Antriebsschwäche sein. Das Essen liegt dann „wie ein Stein" im Magen. Oder der Darm kann aufgrund einer Störung die Nährstoffe nicht bereitstellen. Der Körper wird also unzureichend damit versorgt, woraus unter anderem Schlappheit und Müdigkeit resultieren können. In der Naturheilkunde gilt Essig als bewährter Frisch- und Fitmacher, denn

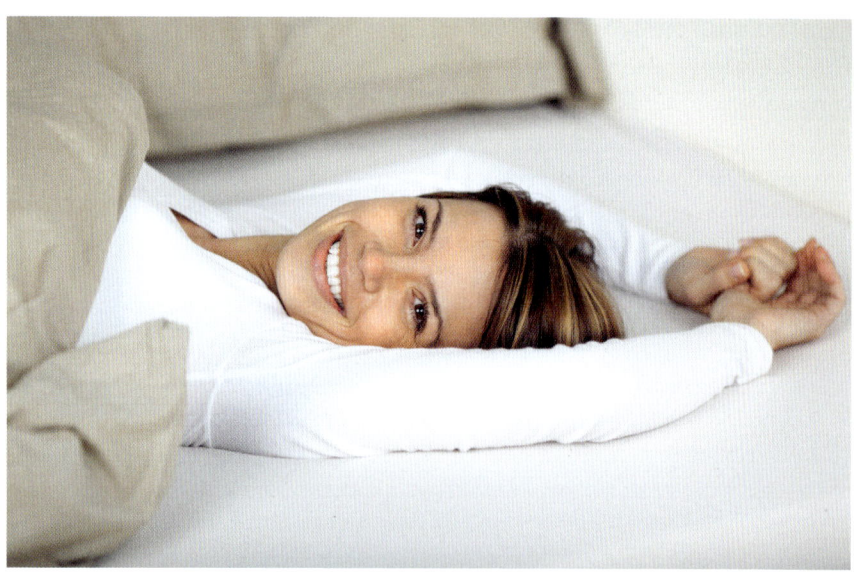

er wirkt gleich auf mehrfache Weise. Er fördert die Speichelproduktion und beschleunigt so die Verdauung – dann liegt das Essen nicht schwer im Magen. Zudem verbessert rohes Essig das Darmmilieu, sodass die „guten" Darmbakterien ihren Job machen können (siehe dazu Seite 54): Nährstoffe werden dann besser resorbiert. Manchmal liegt aber auch ein Vitamin- und Mineralstoffmangel vor, weil im Winter weniger Gemüse und Obst auf den Tisch kommen. In dem Fall hilft Essig nur bedingt. Er fördert durch ein gesundes Darmleben zwar die Aufnahme von Nährstoffen in den Körper, doch muss dafür erst einmal täglich eine große Portion Grünzeug her, die sich aber mit einem Essigdressing lecker zubereiten lässt.

Hilfe aus der Apfelessig-Apotheke

➢ Täglich vor dem Frühstück ein Glas Apfelessig (roh, naturtrüb) mit Wasser und Honig trinken.

➢ Auch das Abreiben des Körpers mit einer Mischung aus einem Teil Essig und zwei Teilen kaltem Wasser wirkt belebend. Die Waschung an den Armen und Schultern beginnen und von dort zu Brust, Bauch, Beinen und zu den Füßen vorarbeiten. (Weitere Rezepte für müde Haut gibt es in Kapitel 6.)

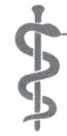

Mundgeruch

Die Ursache für unangenehme Gerüche aus dem Mund können ernsthafte Erkrankungen des Magen-Darm-Traktes sein und bedürfen der Abklärung durch den Arzt. Doch Mundgeruch entsteht auch, wenn sich Bakterien auf dem Zungenrücken oder zwischen den Zähnen eingenistet haben und hier Essensreste zersetzen.

Hilfe aus der Apfelessig-Apotheke

➢ Um die Zunge von Bakterien zu befreien, wird die Zahnbürste mit etwas Apfelessig (einfache Qualität) beträufelt und damit der Zungenrücken einige Minuten lang bearbeitet. Dafür die Zahnbürste mit kräftigen Bewegungen in Richtung Mundausgang streichen. Das Prozedere sollte regelmäßig durchgeführt werden, am besten morgens vor dem Zähneputzen, um Stoffwechselprodukte, die sich über Nacht angesammelt haben, „wegzuwischen". Doch auch abends nach dem Zähneputzen macht dies Sinn. So kann der Essig über Nacht weiterwirken.

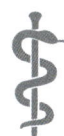

➤ *Gelegentlich kann auch eine Essig-Mundspülung durchgeführt werden. Dafür 2 EL Apfelessig (einfache Qualität) in ein Glas lauwarmes Wasser geben, verrühren und den Mund gründlich damit ausspülen. Anschließend mit Wasser nachspülen, damit möglichst wenig Essig an den Zähnen haften bleibt. Die Säure greift ansonsten den Zahnschmelz an.*

➤ *Auch um das Darmmilieu zu stärken, ist es ratsam, täglich einen Drink aus Apfelessig und Wasser zu sich zu nehmen (siehe das Basisrezept auf Seite 65).*

Ohrenschmerzen und Ohrinfektionen

Hauptursache für Ohrenschmerzen sind Entzündungen im äußeren und mittleren Bereich des Ohrs, vor allem am Trommelfell. Kinder sind häufiger betroffen als Erwachsene, doch auch bei den Großen gibt es die Neigung zu Ohrenschmerzen. Bei Kindern ist die sogenannte eustachische Röhre, das Organ, über das der Flüssigkeitsabtransport erfolgt, noch viel flacher (horizontal) angeordnet als bei Erwachsenen. So wird die Ausleitung von bakterienhaltigen Sekreten erschwert, Druck baut sich auf und die Ohrenschmerzen sind da. Apfelessig kann zwar nicht die Transportbedingungen ändern, aber er kann bei Ohreninfekten wie ein mildes Antibiotikum wirken. Seine Säure setzt Bakterien und anderen Mikroorganismen zu, die mit Ohrerkrankungen einhergehen, und Endzündungen heilen schneller aus – das bestätigen verschiedene Studien. Eine Laborstudie der Middlesex University in London ergab 2019, dass *Escherischia coli* und *Staphylococcus aureus*, zwei Erreger, die auch bei Ohrenschmerzen eine Rolle spielen, durch eine Mischung aus Apfelessig und Wasser unwirksam gemacht werden. Dass der Essig Menschen mit Ohrenschmerzen hilft, bestätigt eine Studie der Universität von Seoul. 15 Patienten mit Trommelfellentzündung bekamen mehrmals täglich eine verdünnte Essiglösung ins kranke Ohr geträufelt. 15 weitere Patienten erhielten eine klassische Behandlung mit Antibiotika. Nach drei Wochen waren alle (!) Teilnehmer der Essig-Gruppe vollständig beschwerdefrei. Bei der Antibiotika-Gruppe lag die Erfolgsquote nur bei 65 Prozent.

Zumindest bei leichten Ohrenschmerzen, die im Zuge einer Erkältung (durch Bakterien aus dem Mund-Nasen-Raum), nach dem Schwimmen (durch verunreinigtes Wasser) oder durch einen Ohrenpfropf ausgelöst werden, kann versucht werden, die Beschwerden mit Apfelessig zu lindern. Sollte nach zwei bis drei Tagen keine Besserung eingetreten sein, heißt es: ab zur Ärztin.

Hilfe aus der Apfelessig-Apotheke

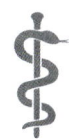

➤ Aus gleichen Teilen Apfelessig (einfache Qualität) und handwarmem Wasser eine Mischung herstellen. Davon mit einer Pipette vier bis fünf Tropfen in das schmerzende Ohr träufeln. Dafür den Kopf zur Seite neigen und einige Minuten in dieser Position halten, damit die Tropfen einwirken können. Anschließend den Kopf in die Gegenrichtung neigen, sodass die Lösung wieder herauslaufen kann. Das Ohr auf diese Weise dreimal täglich behandeln. Anschließend die Ohren immer gut trocknen, zum Beispiel mit einem Föhn (auf kleinster Wärmestufe).

➤ Wichtig ist, dass der Apfelessig stets verdünnt angewendet wird. Pur, also hoch konzentriert, kann die Säure der empfindlichen Haut im Ohr schaden.

➤ Bei Ausfluss, Fieber, eingeschränktem Hörvermögen oder Ohrgeräuschen (Tinnitus) sollte hingegen nicht auf eigene Faust mit Essig experimentiert, sondern ein Hals-Nasen-Ohren-Arzt aufgesucht werden.

Osteoporose

Osteoporose ist auf eine Störung des Knochenstoffwechsels zurückzuführen. Dadurch können die Knochen vor allem im Alter anfälliger für Brüche werden. Eine wichtige Rolle spielt hierbei der Mineralstoff Kalzium. Denn er ist unter anderem für den Aufbau und Erhalt des Knochengewebes verantwortlich. Eine japanische Tierstudie von 1999 zeigte, dass Getreideessig wie ein echter „Kalzium-Booster" wirkt. Er enthält zwar (wie auch Apfelessig) selbst nicht sehr viel Kalzium, doch konnte er im Rahmen einer „Diät" bei Ratten, die 32 Tage lang Essig ins Futter gemischt bekamen, die Kalziumaufnahme im Darm signifikant steigern. Die Forscher betrachten Essig daher als „potentes Hilfsmittel zur Vorbeugung von Osteoporose". Untersucht wurde hier Reisessig, der hierzulande keine allzu große Rolle in der Küche spielt. Doch die Wirkung ist auf die Säure zurückzuführen, weshalb auch Apfelessig als Kalzium-Booster wirken sollte.

Hilfe aus der Apfelessig-Apotheke

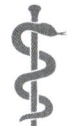

➤ Apfelessig (roh, naturtrüb) und Wasser zu gleichen Teilen mischen. Davon trinkt man täglich insgesamt zwei bis drei Likörgläser, am besten zu den Mahlzeiten, die kalziumreiche Lebensmittel wie Joghurt oder Käse oder auch ein kalziumreiches Mineralwasser (250 mg Kalzium/l) enthalten sollten. So kann das Kalzium aus dem Essen direkt gut verwertet werden.

Quallenstiche

Der schönste Urlaub kann in Schieflage geraten, wenn Quallenstiche den Spaß verderben. Das Gift, das beim Kontakt mit der Qualle über die Haut in den Körper gelangt, kann heftige Hautreaktionen, etwa Rötungen, Quaddelbildung und Schwellungen und damit verbunden starke Schmerzen hervorrufen. Teils treten auch Juckreiz, Schwindel oder Kopfschmerzen auf. Darum ist es sinnvoll, im Urlaub immer ein Fläschchen Essig mit an den Strand zu nehmen. Denn er wirkt nachweislich Quallenstichen entgegen, ergab eine Studie der Universität von Honolulu unter Leitung der Wissenschaftlerin Christie Wilcox. „Der leicht erhältliche Essig hilft fast genauso gut wie ‚Sting no more', ein Spray, das gezielt gegen Quallengift entwickelt wurde", so die Wissenschaftlerin. Kontraproduktiv hingegen ist Kälte, etwa in Form von Kühlpackungen. Denn sie verstärkt den Schmerz noch, berichtet *Spektrum der Wissenschaft*. Auch Salzwasser, Zitronensaft und Rasierschaum, weitere gehandelte Hausmittel, helfen wenig. Und sie sind auch teurer als ein bisschen Apfelessig.

Hilfe aus der Apfelessig-Apotheke

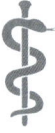

> *Unverdünnten Apfelessig sofort nach dem „Stich" auf die betroffenen Stellen auftragen oder diese damit großzügig abspülen. Anschließend die Wunde in der Unterkunft mit 45 Grad heißem Wasser oder einer Wärmepackung mindestens eine Dreiviertelstunde lang abdecken. Erst dadurch wird das Gift unwirksam gemacht. Einfacher handelsüblicher Essig erzielte hier die besten Resultate. Darum reicht im Falle des Falles eine preiswerte Apfelessig-Qualität.*

Schlafstörungen

Wie auch Müdigkeit haben Schlafprobleme diverse Ursachen: unverarbeitete Tageserlebnisse, spätes Trinken von Kaffee oder Schwarztee oder der Konsum von Computer, Fernsehen und Handy bis kurz vor dem Schlafengehen. Erst einmal sollte man also diese Dinge abstellen, bevor eine Medizin eingenommen wird. Bleiben die Schlafstörungen trotzdem bestehen, kann die Essig-Apotheke möglicherweise helfen. In der Naturheilkunde gelten Mischungen aus Honig und Apfelessig als bewährte Mittel gegen Schlafstörungen, vor allem, was das Einschlafen betrifft. Denn sie haben eine beruhigende Wirkung.

Hilfe aus der Apfelessig-Apotheke

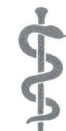

➤ *Honig, Wasser und Apfelessig (roh, naturtrüb) zu gleichen Teilen gut vermischen und davon vor dem Schlafengehen eine Tasse trinken.*

➤ *Auch der sogenannte Essigstrumpf kann Abhilfe schaffen. Er wurde schon von Pfarrer Sebastian Kneipp (1821 bis 1897) als gutes Mittel gegen Schlafstörungen empfohlen. Dafür werden 3 EL Apfelessig (einfache Qualität) in ½ l warmes Wasser eingerührt. Anschließend ein Paar Baumwollkniestrümpfe in die Lösung legen, diese auswringen und die Strümpfe anziehen. Dann beide Beine mit dicken Handtücher umwickeln und diese gegebenenfalls mit einem Gummiband fixieren. Die Essigstrümpfe eine Stunde wirken lassen. Anschließend die Strümpfe ausziehen und ins Bett gehen. Der Schlaf sollte dann bald kommen.*

Schnittwunden

Schnell hat man sich in der Küche mal in den Finger geschnitten; Kinder haben oftmals aufgeschürfte Knie. An sich heilen solche Wunden von alleine ab. Doch manchmal sind sie hartnäckig oder sitzen an Stellen, die einfach ungünstig sind, etwa an den Händen, die ständig benutzt werden, oder unter dem Fuß. Hier kann Apfelessig helfen, denn er ist gut geeignet für die Wundversorgung. Er fördert die Blutgerinnung und wirkt durch seine bakteriziden Eigenschaften zudem desinfizierend.

Hilfe aus der Apfelessig-Apotheke

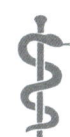

➤ *Kleine Schnittwunden, aufgekratzte Mückenstiche und Abschürfungen können mit ein wenig unverdünntem Apfelessig (einfache Qualität) desinfiziert werden. Dazu etwas Essig auf einen Mulltupfer oder ein Stofftaschentuch geben, auf die Haut legen oder sie damit abtupfen. Vorsicht, es brennt etwas, wenn die Säure in die Wunde gelangt.*

➤ *Wunden von Kindern sollten besser mit einer Mischung aus Apfelessig und Wasser (Mischungsverhältnis 1:1) behandelt werden, der Säureanteil ist dann geringer und es brennt weniger auf der Haut.*

Schnupfen: siehe Erkältungskrankheiten

Sodbrennen

Ein Viertel der Menschen in westlichen Ländern leidet ab und zu unter Sodbrennen. Ursache für das unangenehme Brennen auf der Höhe des Brustbeins, das sich einige Zeit nach dem Essen oder auch nachts im Liegen bemerkbar macht, ist der Reflux. Damit ist der Rückfluss von Mageninhalt in die Speiseröhre gemeint. Auch das Aufsteigen von Magensäure führt zu dem unangenehmen Brennen. Schwangere haben häufig Probleme mit Sodbrennen, wenn das Baby auf den Mageninhalt drückt. Doch auch eine ungünstige Ernährung, reich an Kaffee, fetten Speisen, Weißwein, Zucker und Süßigkeiten, führt oft zu Sodbrennen; außerdem wird es durch Stress und Rauchen gefördert.

Ernsthafte Erkrankungen wie eine Funktionsstörung des Schließmuskels am Magen, ein Reizmagen oder eine Magenschleimhautentzündung können zudem Ursache für einen gestörten Reflux sein. Wird die Ernährung umgestellt, verschwindet das Sodbrennen oft. Tritt es dennoch weiter auf, kann man versuchen, ob Naturheilmittel helfen. Apfelessig regt die Säureproduktion an und fördert die Verdauung. So wird die Magenentleerung stimuliert und es bleiben weniger saure Speisereste im Magen zurück, die den Reflux fördern. Sollte die aufgenommene Säure des Essigs als unangenehm empfunden werden, ist Apfelessig nicht das richtige Hausmittel.

Abzuraten ist auf jeden Fall von Apfelessig-Tabletten. Die *American Dietetic Association* berichtet in ihrem Journal darüber, dass die Einnahme von Apfelessig-Tabletten (siehe Seite 99) bei einem Patienten zur Verätzung der Speiseröhre führte. Die Analyse von acht verschiedenen am Markt erhältlichen Essigtabletten ergab, dass die Pillen zum Teil viel zu sauer waren. Klar sollte aber auch sein: Tritt Sodbrennen regelmäßig auf und hält es länger als zwei Wochen an, ist der Besuch beim Arzt angezeigt.

Hilfe aus der Apfelessig-Apotheke

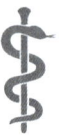

➢ *Sodbrennen lässt sich vorbeugen, indem die Verdauung angekurbelt und die Verweildauer des Essens im Magen verkürzt wird. Zu jeder Mahlzeit sollte darum etwas Apfelessig-Wasser getrunken werden. Richtig ist hier ein Mix aus 1 TL Apfelessig (roh, naturtrüb) und einem halben Glas Wasser.*

Kleine Apfelessig-Apotheke

➤ Um die Bekömmlichkeit der Speisen zu erhöhen, sollte das Essen zudem regelmäßig mit Apfelessig verfeinert werden. Die Säure verbessert die Verwertung der Nährstoffe, da verschiedene Enzyme mobilisiert werden. In Kapitel 6 finden sich diverse Anregungen zum Kochen mit Apfelessig.

Sonnenbrand

Natürlich ist vorbeugen besser als heilen. Die Verwendung eines Sonnenschutzmittels mit hohem Lichtschutzfaktor ist im Sommer also sinnvoller, als später einen „Brand" zu löschen. Aber fängt man sich doch mal einen Sonnenbrand ein, kann Apfelessig helfen. Vermischt mit Wasser wirkt er kühlend und hemmt die Entzündung, verhindert also, dass sich die Haut zu sehr rötet. Im Tierversuch begünstigte ein Essigbakterium (*Acetobacter xylinum*) auch die Gewebeneubildung.

Hilfe aus der Apfelessig-Apotheke

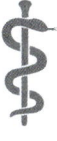

➤ *Zur Behandlung eines leichten Sonnenbrands Apfelessig (roh, naturtrüb) und Wasser im Verhältnis 1:2 mischen. Mit dieser Mischung ein Tuch aus Baumwolle tränken und die betroffenen Hautstellen damit umwickeln. Sobald es trocknet, das Tuch erneut tränken und wieder auf die Haut legen.*

➤ *Sind größere Hautpartien betroffen, kann das Apfelessig-Wasser auch in eine Sprühflasche gegeben werden und damit auf die Haut aufgetragen werden. Das wirkt angenehm kühlend, die Lösung verteilt sich so besonders gut und der direkte Hautkontakt wird vermieden.*

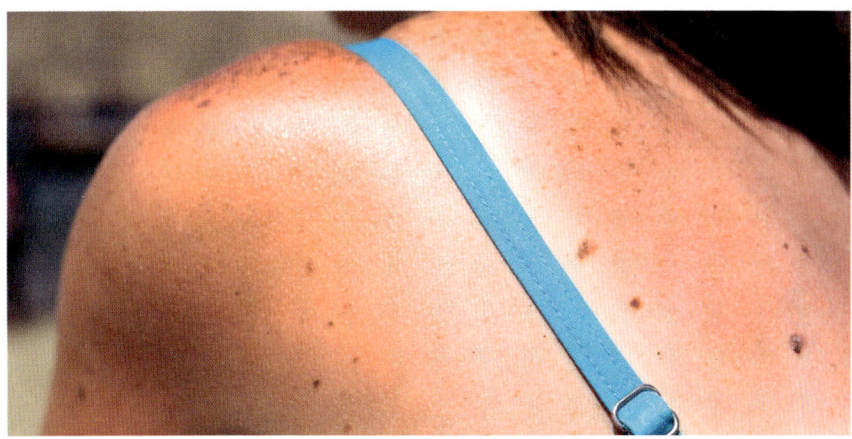

- *Bei einem starken Sonnenbrand helfen auch Naturjoghurt, Quark oder Buttermilch mit einem guten Spritzer Apfelessig.*
- *Auch kleine Brandwunden lassen sich so kurieren. Bevor sie behandelt werden, die Wunden zunächst mit kaltem Wasser kühlen.*
- *In einer Studie zeigte sich, dass vor allem die Essigmutter (Info zur „Mutter" auf Seite 58) eine heilende Wirkung hat. Natürlich hat man nicht immer eine zur Hand. Aber sie ist noch im rohen (unerhitzten), naturtrüben Apfelessig enthalten, sodass er bei der Wundbehandlung vermutlich wirksamer ist als erhitzter, klarer Essig.*

Verstopfung

Ungünstige Ess- und Trinkgewohnheiten können die Ursache dafür sein, dass sich auf dem stillen Örtchen nichts tut. Bewegungsmangel, ballaststoffarmes Essen und auch zu wenig Flüssigkeit können zur Verstopfung führen. Darum ist es ratsam, zunächst hier anzusetzen und auszuprobieren, ob mehr Gemüse und Obst, Vollkornprodukte und mindestens zwei Liter Getränke (Kräutertee, Wasser) am Tag die Verdauung auf Trab bringen. Ergänzend kann dann auch Apfelessig helfen. Die Säuren des Essigs fördern die Ausschüttung des Speichels und der Magensäure. Sie regen auch die Darmperistaltik an und haben eine leicht abführende Wirkung. Die im naturtrüben Apfelessig enthaltenen Ballaststoffe (Pektine) unterstützen zudem die Darmtätigkeit. Ihr Gehalt ist zwar viel geringer als im ganzen Apfel, aber höher als in anderen Essigsorten.

Hilfe aus der Apfelessig-Apotheke

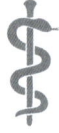

- *Bei Verstopfung gewöhnt man sich am besten an, vor jeder Mahlzeit ein Glas Apfelessig-Wasser zu trinken (siehe das Basisrezept auf Seite 65).*
- *Darüber hinaus ist es hilfreich, Apfelessig in den täglichen Speiseplan einzubauen. Entweder als Essigzutat im Salatdressing, als Spritzer, der direkt an die Speisen gegeben wird, oder als Würzmittel für Suppen und Soßen. Anregungen zu leckeren Rezepten finden sich in Kapitel 6 ab Seite 115.*
- *Bei massiver Verstopfung kann auch dieser Powertrank helfen: 2 Tassen Wasser mit 2 EL geschrotetem Leinsamen vermischen und eine Viertelstunde kochen. Anschließend den Leinsamen abseihen (er kann noch für das Müsli verwendet*

werden). Zum Schluss 2 TL Apfelessig zum Leinsamenwasser geben. Vor dem Schlafengehen eine Tasse von diesem Mix in kleinen Schlucken trinken.

Vaginale Pilzinfektion

Man „fängt" sich Pilze (Candida) in der Regel nicht durch einen Besuch im Schwimmbad oder auf unsauberen Toiletten ein, wie immer wieder behauptet wird. Ursache ist meist eine gestörte Besiedlung der Vaginalflora. Es kann zum Beispiel durch eine Antibiotikabehandlung zu diesem Ungleichgewicht kommen. Dann ist die Anzahl an „guten" Bakterien verringert und krank machende Keime können sich ausbreiten. Auch Waschen mit Seife oder Duschgel verändert den pH-Wert, sodass unerwünschte Mikroorganismen, insbesondere Pilze, sich breit machen können. Die Folge kann eine Pilzinfektion mit *Candida albicans* sein, die mit Ausfluss, Juckreiz und Brennen einhergeht und für die Betroffenen recht unangenehm ist. Ergänzend zu einer medikamentösen Therapie (mit Cremes und Zäpfchen) können Sie versuchen, Pilzerkrankungen mithilfe von Apfelessig in den Griff zu bekommen. Darauf weist ein Bericht in *Alternative Therapies in Health and Medicine* von 2019 hin. Ein Arzt beschreibt darin den Fall einer Patientin mit einer chronischen, über Jahre bestehenden Candida-Infektion. Medikamente und Naturheilmittel halfen ihr nicht, wohl aber eine Spülung aus Wasser mit Apfelessig, die vier Monate lang täglich durchgeführt wurde. Drei weitere Studien bestätigen die Wirkung von Apfelessig beziehungsweise Essigsäure im Intimbereich. Dass Apfelessig hier hilft, wird so erklärt: Die Säure reguliert den pH-Wert in der Schleimhaut, unerhitzter Essig liefert zudem Milchsäurebakterien, die wiederum schädliche Keime in Schach halten.

Hilfe aus der Apfelessig-Apotheke

➢ *Vorbeugen muss man einer Pilzinfektion mithilfe von Apfelessig nicht unbedingt. Denn an sich ist der Körper ganz gut in der Lage, den pH-Wert (Säurewert) und das Mikrobenleben im Intimbereich selbst zu regulieren.*

➢ *Bei einer Infektion mit Candida kann jedoch in Rücksprache mit dem Arzt oder der Ärztin versucht werden, die Infektion mit Apfelessig-Wasser zu kurieren. Dafür wird ein- bis zweimal täglich eine Vaginalspülung durchgeführt. Diese besteht aus 20 ml Apfelessig (roh, naturtrüb) und 1 l lauwarmem Wasser. Sie wird am besten in eine Sitzwanne gegeben und sollte etwa 15 Minuten einwirken. Auch kann mithilfe eines Applikators eine kleine Menge der Lösung eingeführt*

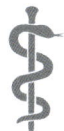

werden. Aber Vorsicht: Sollte die Spülung sehr stark brennen, spülen Sie sie besser sofort wieder mit warmem Wasser aus. Anschließend die Haut ein wenig einfetten. Denn Essig trocknet die Haut aus – und dann wird sie wiederum empfänglich für Mikroorganismen.

Warzen

Warzen treten vor allem bei Kindern und Jugendlichen auf, meist an den Händen und Füßen. Auch Erwachsene ab etwa 40 Jahren sind betroffen. Die Warzen verteilen sich im höheren Alter aber über den ganzen Körper, sind also nicht nur an den Extremitäten zu finden. Bei jüngeren Menschen sind meist Viren die Ursache für die Warzenbildung. Im Alter handelt es sich um sogenannte Alterswarzen, die entstehen, wenn sich überschüssige Hornhaut in den oberen Hautschichten ablagert. Da die Essigsäure im Apfelessig antiviral wirkt, ist es durchaus einen Versuch wert, die Warzen bei Kindern und Jugendlichen damit zu behandeln – auch wenn es keine Studien dazu gibt, die einen Erfolg belegen. Auch bei Alterswarzen kann man versuchen, ihnen damit zu Leibe zu rücken.

Hilfe aus der Apfelessig-Apotheke

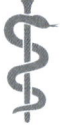

- ➢ *Für eine Behandlung der Warzen 4 EL Apfelessig (einfache Qualität) mit 1 EL Salz so lange verrühren, bis sich das Salz vollständig aufgelöst hat. Diese Tinktur dann drei- bis viermal täglich auf die Warze träufeln. Die Lösung sollte möglichst lange Zeit einwirken. Denn Salz verbessert die Aufnahme der Mixtur durch die Haut, indem es die Hornhaut aufweicht (was eine ganze Weile dauert). Wer nicht so viel Zeit hat, kann auch einen leichten Verband oder ein Pflaster auf die mit Essig getränkte Warze kleben.*

- ➢ *Befinden sich die Warzen an Fingern oder Zehen, kann die Hautstelle auch mit einem Seifenbad vorbereitet werden. Dazu etwas warmes Wasser in eine Schüssel geben, Seife oder ein Spülmittel zufügen und die betroffene Stelle darin einige Minuten einweichen. So werden die Warzen weicher und der Essig kann besser eindringen.*

- ➢ *Um die Warzen zu behandeln, eine mit Apfelessig getränkte Kompresse auflegen und solange auf der betroffenen Stelle belassen, bis sie getrocknet ist. Alternativ kann die Kompresse auch mit einem Pflaster befestigt werden und so einige Stunden einwirken.*

Wunden (siehe auch Schnittwunden)

Er ist zwar schon etwas älter, der Leserbrief, den 1997 die Fachzeitschrift *Medical Tribune* veröffentlichte. Doch er könnte nach wie vor Gültigkeit haben. Darin schildert ein Hautarzt den Fall einer Patientin, die an offenen Geschwüren an den Beinen litt. Weder Desinfektionsmittel noch Antibiotika halfen der Frau. Darum versuchte es der Dermatologe mit Apfelessig-Umschlägen. Zunächst stellte er eine Lösung aus je einem Teil Essig und Wasser her und legte der Patientin einen „wässrigen" Umschlag an. Doch das führte zu keiner Besserung. Dann gab er den Essig pur auf den erkrankten Unterschenkel. Mit Erfolg! Die Infektion wurde gestoppt und das Geschwür ging zurück.

Hilfe aus der Apfelessig-Apotheke

➤ *Essigwickel sind insbesondere bei großflächigen Wunden hilfreich – vor allem dann, wenn sie hartnäckig sind und nicht heilen wollen. Für den Wickel legt man ein Geschirrtuch in unverdünnten Apfelessig oder in ein Gemisch aus Essig und Wasser im Verhältnis 1:1. Dann das Tuch auswringen und um die Wundstellen wickeln. Ein trockenes Tuch darüberlegen, festknoten oder mithilfe eines Gummibands befestigen. Anschließend einige Stunden, am besten über Nacht, einwirken lassen. Das Prozedere noch ein- bis zweimal wiederholen, bis Besserung in Sicht ist. Andernfalls zur Ärztin!*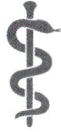

➤ *Befindet sich die Wunde am Fuß, kann auch eine Essigsocke angewendet werden. Sie wird wie der Wickel vorbereitet, der getränkte Strumpf dann aber über den Fuß gezogen. Darüber kommt ein zweiter trockener Strumpf. Einwirken lassen, bis der Essig-Strumpf getrocknet ist.*

➤ *Bei schlecht heilenden Wunden wird in der Naturheilkunde auch das Trinken von täglich drei Gläsern Apfelessig-Wasser empfohlen. Das Basisrezept steht auf Seite 65.*

Zahnfleischentzündung

Entzündungen des Zahnfleischs werden meist von Bakterien hervorgerufen, die in den Zahnbelägen sitzen. Sie können sehr schmerzhaft sein. An sich regulieren Zähneputzen und Speichel die Bakterienbildung. Doch durch die Einnahme bestimmter Medikamente und auch durch den Verzehr von Speisen, die wie Burger und anderes Fast Food kaum gekaut werden müssen, kann die Speichelproduktion nachlassen und der Mund sehr trocken werden. Das gilt ebenfalls im Alter, wenn die Speichelbildung ohnehin zurückgeht. Dann haben Bakterien leichtes Spiel. Weil Apfelessig die Speichelproduktion anregt, kann er vorbeugend gegen Mundtrockenheit helfen. Zudem kann er durch seine antibiotische Wirkung auch Entzündungen entgegenarbeiten.

Hilfe aus der Apfelessig-Apotheke

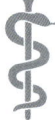

- *Eine einfache Mundspülung ist schnell aus 2 TL Apfelessig (einfache Qualität) und 1 Glas Wasser hergestellt. Damit wird im Falle einer Zahnfleischentzündung der Mund mehrmals täglich gründlich ausgespült und alles wieder ausgespuckt. Da die Säure den Zahnschmelz angreift, anschließend mindestens 30 Minuten lang nicht die Zähne putzen.*
- *Ein Gläschen Apfelessig-Wasser zum Essen (siehe das Basisrezept auf Seite 65) fördert zudem die Speichelbildung und ist darum eine gute vorbeugende Maßnahme gegen Zahnfleischentzündungen.*
- *Aber auch die Speisen müssen zum Kauen anregen, damit der Speichel in Fluss kommt. Gemüse, Salate, Vollkorn und Hülsenfrüchte sind dafür geeignete und zudem gesunde Lebensmittel.*

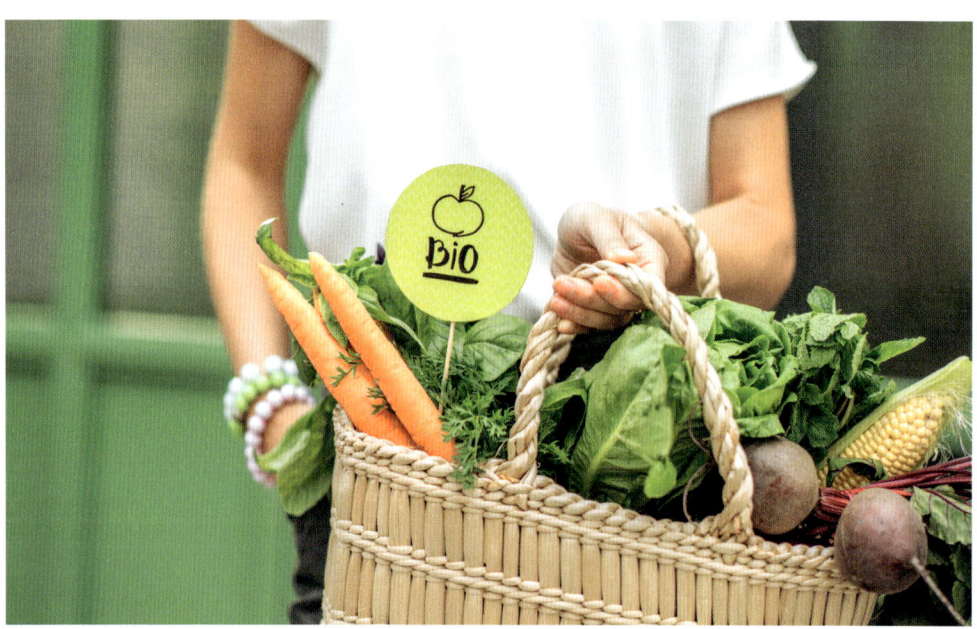

Achtung, Apfelessig!

Apfelessig ist gesund. Doch bei allen Vorzügen sollte man wissen, dass er auch unerwünschte Wirkungen haben kann. Die sollte man kennen. Zudem gibt es Krankheiten, bei denen Vorsicht geboten ist.

Vorsicht, Säure!

Die im Essig enthaltene Säure schadet dem Zahnschmelz. Sie kann auch zu Erosionen an den Zähnen führen und die Speiseröhre verätzen. Das passiert aber nur, wenn man es mit dem Verzehr übertreibt, den Essig unverdünnt trinkt oder falsch einnimmt. Niederländische Wissenschaftler berichteten über eine Patientin mit massivem Zahnverschleiß. Die Frau marokkanischer Herkunft hatte täglich ein Glas unverdünnten Apfelessig zu sich genommen, wohl, weil es in der nordafrikanischen Kultur verbreitet ist, unverdünnten Apfelessig zum Abnehmen zu trinken. Doch es sei auch bekannt, so die Autoren, dass Bodybuilder diese Methode nutzten, um ihr Gewicht zu reduzieren.

Um solchen Schäden vorzubeugen, wird bei allen Anwendungen in diesem Buch empfohlen, den Essig verdünnt mit Wasser einzunehmen. Wichtig ist auch, ihn sofort runterzuschlucken, um die Kontaktzeit des Essigs mit den Zähnen möglichst kurz zu halten. Essig darf also nicht in der Mundhöhle verbleiben.

Der Grund: Kommt der saure Drink längere Zeit mit den Zähnen in Berührung, greift die Säure den Zahnschmelz an und demineralisiert ihn. Je länger der Kontakt, umso mehr. Dabei lösen sich Kalzium- und Phosphationen aus dem Zahnschmelz heraus und lösen ihn auf. Man muss aber keine Angst haben, dass die Zähne bei jeder Essiganwendung gefährdet sind. Der Zahnschmelz ist auch in der Lage, in gewissem Umfang zu remineralisieren; das heißt, er wird wieder aufgebaut.

Doch das braucht seine Zeit und darum sollte er nicht durch mechanisches Reiben wie beim Zähneputzen gestört werden. Es dauert rund 30 Minuten, bis die Remineralisation abgeschlossen ist. So lange sollte also nach dem Apfelessig-Genuss mit der Zahnreinigung gewartet werden.

Der Verzehr von unverdünntem Essig ist aber auch aus einem weiteren Grund heikel: Die Säure reizt die empfindliche Haut in der Speiseröhre. Zudem müssen Menschen mit Reizdarm, Gastritis oder Magengeschwür aufpassen. Bei ihnen ist die Magen- beziehungsweise Darmschleimhaut bereits angegriffen. Selbst auf einen Essigshot mit Wasser reagieren sie möglicherweise mit Schmerzen. Doch da sich die Bekömmlichkeit nicht verallgemeinern lässt, gilt es vorsichtig auszuprobieren, was geht. Vielleicht ist der Genuss einer stärkeren Verdünnung als im Basisrezept angegeben (ein statt zwei Teelöffel Apfelessig auf ein Glas Wasser) bekömmlicher? Oder der Essigdrink wird nur ab und an getrunken.

Auch wer eine sehr agile Verdauung hat, sollte aufpassen. Die verdauungsfördernde Wirkung der Essigsäure ist dann kontraproduktiv und der Verzehr des Essigs kann im wahrsten Sinne des Wortes in die Hose gehen.

Hypoglykämie und Hypotonie

Die Essigsäure des Apfelessigs hat eine positive Wirkung auf Blutzucker und Blutdruck (siehe Seite 54 und 71f.). Das ist für die meisten Menschen hilfreich, da sie einer Erhöhung der Zuckerwerte oder Bluthochdruck so in gewissem Umfang vorbeugen können. Wer jedoch bereits Medikamente einnimmt, die den Blutzucker regulieren oder den Blutdruck senken, muss aufpassen. Dann kann es in Kombination mit Essig zu einer Unterzuckerung (Hypoglykämie) beziehungsweise einem starken Absinken des Blutdrucks (Hypotonie) kommen. Der Verzehr von Apfelessig ist dann nur in Rücksprache mit dem Arzt erlaubt. Das bedeutet nicht unbedingt, dass Sie darauf verzichten müssen. Gegebenenfalls kann die Dosierung der Arzneien sogar reduziert werden. Dies sollte aber nie auf eigene Faust geschehen, sondern immer in Rücksprache mit einem Mediziner.

Histaminintoleranz

Der Eiweißstoff Histamin ist von Natur aus in vielen Lebensmitteln enthalten. Er wird aber auch mit zunehmender Lagerung und bei der Gärung von Nahrungsmitteln wie Sauerkraut und Essig aus der Aminosäure Histidin gebildet. Manche Menschen vertragen Histamin nicht, sie leiden unter einer sogenannten Histaminintoleranz. Nach dem Verzehr histaminhaltiger Lebensmittel reagieren sie mit Symptomen wie bei einer Allergie, also mit Hautausschlägen, tränenden Augen und laufender Nase; aber auch Übelkeit, Migräne oder Kopfschmerzen können die Folge sein. Meist müssen die Betroffenen histaminhaltige Lebensmittel meiden. Allerdings reagieren sie unterschiedlich empfindlich auf Histamin. Die einen vertragen kleine Mengen, die anderen gar nichts.

Essig zählt zu den Lebensmitteln, die eher viel Histamin enthalten. Er ist darum für Menschen mit Histaminintoleranz in der Regel tabu. Jedoch gibt es bei den Essigen große Unterschiede. Branntwein- und Weingeistessig sind nach Angaben des schweizerischen Portals *Histaminintoleranz* eher histaminarm. Unter den Obstessigen ist Apfelessig die Sorte, die am wenigsten Histamin liefert. Da es aber auch auf die Gärdauer ankommt, heißt es ausprobieren, was bekommt.

Hilft Apfelessig beim Basenfasten?

Manchmal wird Apfelessig zum Basenfasten empfohlen. Dieser Empfehlung liegt die Vermutung zugrunde, dass der Essig das Säure-Basen-Gleichgewicht positiv beeinflusst, also dabei unterstützt, Säureüberschüsse aus dem Körper zu entfernen. Doch nach allem, was man heute weiß, ist das nicht der Fall. Es stimmt natürlich, dass Essig in Grenzen basenbildend ist. Das bedeutet, er geht in den sogenannten Zitronensäurezyklus ein und wird vom Körper abgeatmet. Doch Untersuchungen des Urins bei Menschen, die gerade eine Obstessigkur machten, zeigen, dass größere Mengen an Essig nicht abgeatmet, also nicht eliminiert werden. Es kommt vielmehr zu einem Säurestau. Das betont die Basen-Expertin Sabine Wacker und verweist auf Messungen des Chemikers Karl Glaesel. „Etwas Essig in der Salatsauce übersäuert nicht gleich. Aber Essig liefert auch keine Basen und hat deshalb bei der Basenfasten-Kur nichts zu suchen", sagt Sabine Wacker. Ähnlich sieht das auch Professor Jürgen Vormann vom Institut für Prävention und Ernährung in Ismaning, das sich intensiv mit dem Säure-Basen-Thema beschäftigt. Er erklärt, dass Apfelessig zwar leicht basisch sei, aber keine große Rolle beim Säureausgleich spiele. Die Wirkungen im Hinblick auf eine Essigkur, die zum Schutz vor Krankheiten wie zum Beispiel Osteoporose, Rheuma und Arthrose durchgeführt wird, seien darum fraglich. Er rechnet vor: Der tägliche Säureüberschuss des Körpers beträgt rund 50 Milli-Äquivalent. Apfelessig hat einen sogenannten PRAL-Wert von minus 2,17 Milli-Äquivalent je 100 Milliliter (der PRAL-Wert gibt die Säureproduktion durch ein Lebensmittel an). „Man müsste also (knapp) 25 Liter Apfelessig trinken, um die Säurelast des Körpers auszugleichen", so Vormann. Eine Wirksamkeit sei somit nicht über den Baseneffekt erklärbar. Schaden tue der Essig aber auch nicht.

Achtung, Apfelessig!

Apfelessig-Pillen – sinnvoll oder Unsinn?

Weil der Geschmack von Apfelessig-Wasser nicht jedermanns Sache und das Trinken unterwegs auch nicht immer realisierbar ist, gibt es Apfelessig auch in Kapselform. Dabei handelt es sich um einen Extrakt aus Apfelessig, der ein- bis zweimal täglich eingenommen werden soll. Die Europäische Lebensmittelbehörde EFSA urteilte schon vor einigen Jahren, dass es keine ausreichenden Belege dafür gebe, dass Apfelessig in Pulverform positiv auf die Gesundheit wirke, etwa die Verdauung fördere, die Fettverbrennung ankurble und die Hautgesundheit verbessere.

Bei manchen Präparaten werden hohe Vitamingehalte auf den Packungen ausgelobt. Diese stammen jedoch „nicht aus dem Apfel(essig), sondern aus zugesetzten Vitaminen", urteilte der Verbraucherzentrale Bundesverband (vzbv) 2018 in einem Gutachten über Apfelessig-Kapseln. Denn im Zuge der Herstellung vom Apfel über den Wein zum Essig bleibt schon ein Teil der Vitamine auf der Strecke. Stellt man daraus auch noch Pulver her, gehen die Vitamine ganz baden. Naturtrüber, unerhitzter Apfelessig aus der Flasche ist also in jedem Fall gesünder.

Desinfektionsmittel selbst gemacht

Im Haushalt braucht's an sich keine Desinfektionsmittel. Das gründliche Waschen der Hände mit Wasser und Seife reicht, um potenzielle Erreger zu entfernen. Unterwegs kann es aber Sinn machen, ein Fläschchen Desinfektionsmittel dabeizuhaben, etwa, wenn man etwas essen und vorher die Hände desinfizieren möchte. Das gilt gerade in Zeiten von Corona. Kaufen muss man das Desinfektionsmittel aber nicht, es lässt sich auch selber machen. Am wirksamsten ist eine Mischung aus Essigessenz (25%ige Säure) und Wasser. Für ½ l Desinfektionsmittel 170 ml Essigessenz und 330 ml Wasser mischen. Die Lösung in eine Sprühflasche füllen und bei Bedarf anwenden.

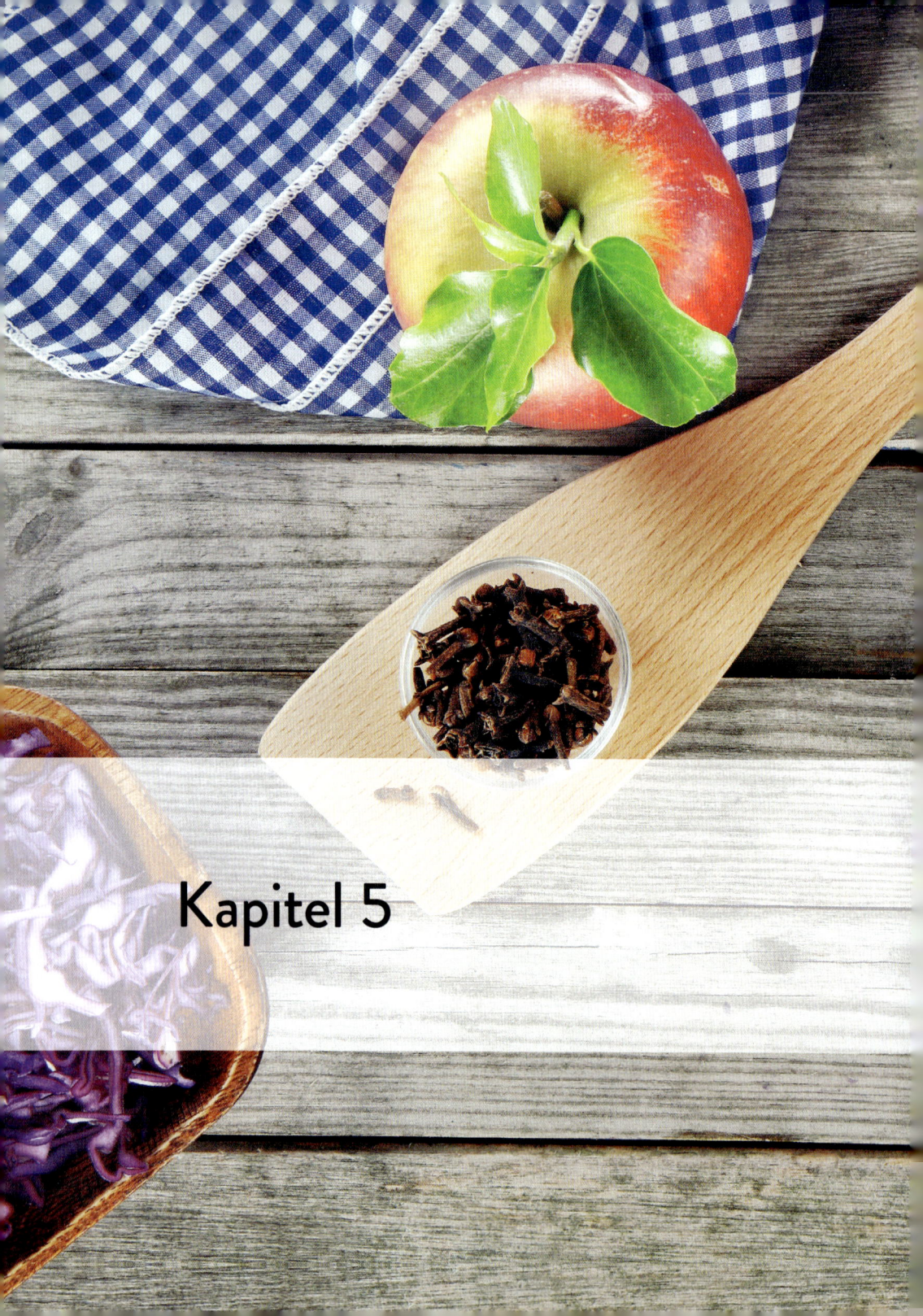
Kapitel 5

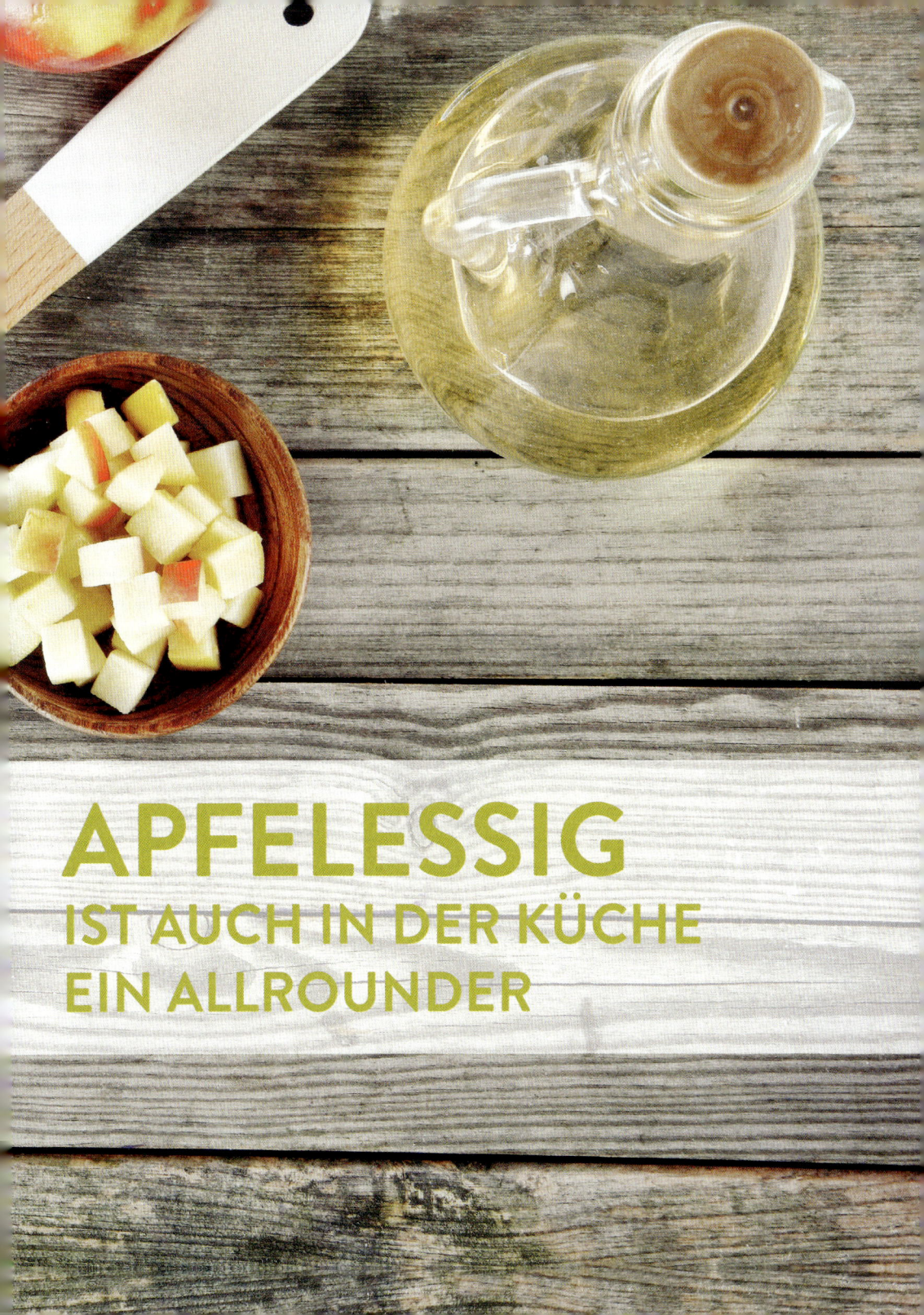

APFELESSIG
IST AUCH IN DER KÜCHE EIN ALLROUNDER

Apfelessig killt Lebensmittelkeime

Natürlich soll niemand keimfrei essen – im Gegenteil. Das Immunsystem benötigt die Auseinandersetzung mit den unterschiedlichsten Mikroorganismen wie Bakterien und Viren. Erst durch den Kontakt mit kleinen Mengen dieser Erreger wird die Immunabwehr trainiert und gestärkt. Doch es gibt auch unerwünschte Keime, die gar nicht gesund sind, denn sie verursachen starke Durchfälle, Übelkeit und Erbrechen und können insbesondere für immungeschwächte oder ältere Menschen, aber auch Schwangere und kleine Kinder lebensgefährlich werden. Salmonellen, Kolibakterien und Listerien zählen dazu, aber auch antibiotikaresistente Keime.

Diese Erreger könne auf Gemüsen wie Salaten, Tomaten, Gurken und Kräutern sowie auf Obst sitzen und mit dem Einkauf in die Küche und auf den Teller gelangen. Auf das Grünzeug geraten sie mitunter schon auf dem Feld, etwa wenn die Pflanzen bei starker Hitze mit Brauch- statt mit Trinkwasser gegossen werden. Dieses kann Fäkalkeime enthalten. Aber auch beim Transport, beim Abpacken oder bei der Verarbeitung können unerwünschte Keime auf dem Lebensmittel landen.

Das Risiko, sich durch den Verzehr von rohem Gemüse und Obst mit krank machenden Bakterien zu infizieren, hält das Bundesinstitut für Risikobewertung (BfR) in Berlin allerdings für gering. Von den Anbietern und seitens der Lebensmittelüberwachung werden schließlich Kontrollen durchgeführt – auch in Bezug auf eine potenzielle Keimbelastung. Das BfR hält es daher für ausreichend, Gemüse gründlich abzuwaschen, um mögliche Bakterien und andere unerwünschte Mikroorganismen, die auf dem Weg vom Acker in die Küche daraufgelangt sein könnten, zu entfernen.

Das Problem ist aber, das feine Blattsalate und Kräuter oder auch Himbeeren und Erdbeeren sich nicht gründlich abwaschen lassen. Sie saugen sich schnell mit Wasser voll und werden matschig. Auf Nachfrage erklärt das BfR darum, dass „ein saures Dressing, (auch) mit Weinessig oder Zitronensaft, den keimreduzierenden Effekt zusätzlich unterstützen" kann. Denn die Säuren des Essigs wirken antibakteriell und gegen Viren (siehe Seite 53). Schon ein Schuss Essig im Dressing mindert die Keimbelastung und damit das Risiko, dass Keime mitverzehrt werden, ergab eine Studie der Landwirtschaftlichen Untersuchungs- und Forschungsanstalt (LUFA) in Speyer. Im Rahmen eines Versuchs wurde ungewaschener Salat mit verschiedenen Dressings zubereitet und überprüft, wie sich vorhandene Keime wie Bakterien, Hefen oder Schimmelpilze verhalten. Drei Dressings kamen auf den Prüfstand. Sie enthielten entweder Essig und Salz, Essig, Öl und Salz oder lediglich eine Kochsalzlösung (das war die Vergleichsprobe). Die Säurekonzentration (ein Prozent in Bezug auf die Gesamtflüssigkeit) in den Dressings entsprach einer üblichen Vinaigrette, um möglichst praxisnahe Bedingungen zu simulieren. Das Ergebnis: Die Essigmarinade (nur Essig) vernichtete sofort 60 Prozent der Keime auf dem Salat. Noch besser funktionierte es mit dem Essig-Öl-Dressing. Damit wurden 80 Prozent eliminiert. Die Wissenschaftler vermuten, dass das Öl die Bakterien und Pilzsporen aus der Blattoberfläche und den Blattfurchen herauslöst, sodass der Essig eine noch größere Angriffsfläche hat. Vor allem aber geht es Bakterien und anderen Keimen an den Kragen, weil der Essig den pH-Wert (Säurewert) auf den Blättern senkt. Das schmeckt ihnen gar nicht. Im Rahmen des Versuchs zeigte sich, dass der pH-Wert auf der Blattoberfläche durch den Essig von anfangs pH 5,8 auf pH 4,3 (Essigdressing) beziehungsweise pH 3,9 (Essig und Öl) vermindert wird. „Die aktuellen Ergebnisse bestätigen, dass auch in haushaltsüblichen – verdünnten – Konzentrationen eine effiziente Keimreduktion zu erwarten ist", so die Studie.

Zum Schutz vor unerwünschten Keimen macht es also Sinn, vor allem empfindliche Blattsalate und Kräuter, die nur kurz gewaschen werden, mit einem schönen Apfelessig-Dressing zuzubereiten. Auch an Speisen mit rohen Früchten kann man ihn geben. Und wer unterwegs in einem Restaurant isst, sollte zur Sicherheit ein Essig-Öl-Dressing wählen und sich so vor Keimen schützen.

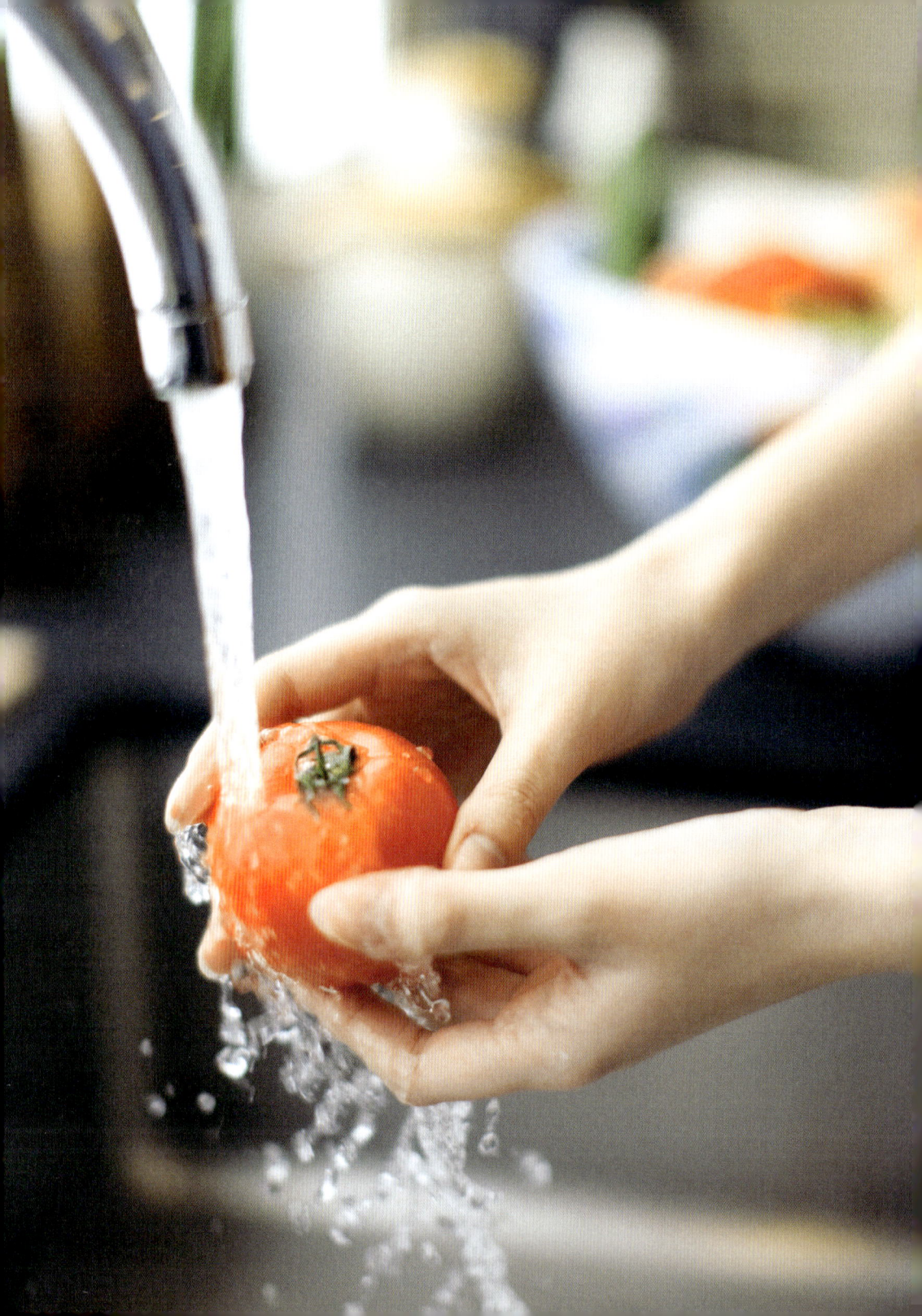

Gemüse mit Essigwasser waschen?

Manchmal wird empfohlen, rohes Gemüse vor dem Verzehr mit Essigwasser zu besprühen, um unerwünschte Bakterien und Viren zu entfernen. Aus Sicht des BfR ist dies für gesunde Menschen aber nicht erforderlich. Auch Professor Dirk Bockmühl von der Hochschule Rhein-Waal, der sich im Rahmen einer Studie mit der keimhemmenden Wirkung von verschiedenen Säurekonzentrationen beschäftigt hat, hält „normales Waschen mit Wasser für heimisch produzierte Lebensmittel für ausreichend".

Immungeschwächte Menschen (zum Beispiel an Aids oder Krebs erkrankte) sollten Gemüse, Salate und frische Kräuter hingegen vor dem Essen zusätzlich behandeln, rät das BfR. Es empfiehlt, diese Lebensmittel zwei Minuten lang auf 70 Grad Celsius zu erhitzen. Doch was mit robustem Gemüse problemlos klappt, funktioniert nicht mit Kräutern und Salaten. Unter Hitzeeinwirkung machen sie sofort schlapp und fallen in sich zusammen. Außerdem isst man sie am besten roh, um in den Genuss möglichst vieler Vitamine, Mineralstoffe und sekundärer Pflanzenstoffe zu kommen – die wiederum immunstärkend wirken. Bei diesen Lebensmitteln kann es darum sinnvoll sein, sie vor dem Verzehr mit einer Mischung aus Essig und Wasser zu behandeln (für das Rezept siehe unten).

Weil Apfelessig hierfür zu schade ist und auch nicht alle Keime abtötet, sollte besser Essigessenz (25-prozentige Säure) verwendet werden. Sie ist preiswert und in jedem Drogeriemarkt erhältlich. Anschließend kann der Salat ja mit einem leckeren Apfelessig-Dressing zubereitet werden.

Einsatz für das Essigwasser

➤ *Für ½ l Essig-Waschwasser 170 ml Essigessenz und 330 ml Wasser mischen. Diese Lösung in eine Sprühflasche füllen und Salate, Kräuter oder Beerenobst damit einsprühen, kurz einwirken lassen und abwaschen.*

Apfelessig in der Küche

Finger weg von vorgeschnittenen Salaten!

Vorgeschnittene Salate, die in Kunststoffbeuteln oder -schalen angeboten werden, sollten Sie nicht kaufen. Diese sind zwar praktisch, doch Untersuchungen der Lebensmittelüberwachung zeigen, dass sie besonders oft mit Keimen belastet sind. Denn bei geschnittenem Salat tritt an den Schnittflächen Saft aus, der ein prima Nährboden für unerwünschte Keime wie Listerien, Salmonellen, Kolibakterien, das Norovirus oder das Hepatitis-A-Virus ist. Ein Test des NDR-Ratgebers Markt von 2019 ergab, dass vier von fünf Tütensalaten mit Keimen, wenn auch nicht in gesundheitlich bedenklichen Mengen, belastet waren.

Schützt Essig vor Coronaviren?

Die Gefahr, sich über Speisen und Getränke mit SARS-CoV-2, dem Coronavirus zu infizieren, scheint gering. Bisher wurden dem Berliner BfR keine Fälle gemeldet, wonach sich Menschen beim Einkauf oder im Restaurant durch Speisen mit dem Virus angesteckt hätten. Doch das Institut gibt zu bedenken, dass Coronaviren, zumindest theoretisch, durch Niesen oder Husten einer infizierten Person auf Besteck und Geschirr, auf Backwaren, Gemüse und Obst geraten könnten. Es kann also schon passieren, dass das Virus auf Obst, Backwaren oder das Salatbuffet im Supermarkt gelangt. Durch den Verzehr dieser Lebensmittel kann es dann über den Mund- und Nasenraum in den Körper eindringen – und auf diesem Weg eine Infektion auslösen.

Auch wenn dies eher unwahrscheinlich ist: Es stellt sich die Frage, ob man Gemüse und Obst, aber auch die Flächen, auf denen sie zubereitet werden, zum Schutz vor Corona vorbeugend behandeln sollte. Und wenn ja, womit? Da Essig Viren abtötet, liegt es nahe, ihn auch in der Küche zu verwenden. Doch welche Säurekonzentrationen sind nötig, um Coronaviren und andere Erreger sicher zu killen? Dies wurde im Rahmen einer Studie der Hochschule Rhein-Waal im Auf-

Gemüse mit Essigwasser waschen?

trag des Essigherstellers Speyer & Grund überprüft. Auf den Prüfstand kamen hier verschiedene Säurekonzentrationen. Das Ergebnis zeigt, dass schon fünfprozentige Essigsäure sogenannte behüllte Viren, zu denen neben dem Influenzavirus, HIV-Viren, Herpes und Ebola auch das Coronavirus zählt, auf Oberflächen wirksam bekämpfen kann. Die Virenlast wird hierbei bis unter die Nachweisgrenze abgesenkt, die die europäische Norm DIN EN 14476 vorschreibt. Eine Säurekonzentration von fünf Prozent ist in üblichem Essig und somit auch in Apfelessig enthalten. Das Etikett gibt Auskunft über den konkreten Säuregehalt.

Jedoch erklärt Studienleiter Professor Dirk Bockmühl, dass erst eine Mischung aus zehnprozentiger Essigsäure in Kombination mit 1,5-prozentiger Zitronensäure die für die Desinfektion geforderte Reduktion aller getesteten Bakterien und Pilze (99,999 Prozent) ermögliche. Diese Säurekonzentration und dieser Mix wird jedoch im Küchenessig nicht erreicht. Allerdings werden zur Desinfektion oder zum Saubermachen spezielle Mischungen im Handel angeboten. Auch Essigessenz, die eine Säurekonzentration von 25 Prozent hat, wirkt auf sämtliche Erreger.

Pflanzenschutzmittel mit Essig eliminieren?

Der Belastung mit Pflanzenschutzmitteln auf Gemüse und Obst beugt man am besten mit dem Kauf von Bio-Waren vor. Laut dem jährlichen Ökomonitoring der Chemischen und Veterinäruntersuchungsämter Baden-Württembergs (CVUAs) sind darauf nachweislich seltener und weniger Pestizide zu finden. Dennoch sind Rückstände von Pflanzenschutzmitteln allgegenwärtig. Man findet sie also auch dort, wo sie gar nicht ausgebracht werden. „Gleich, ob landwirtschaftliche Region, Naturschutzgebiet oder Großstadt – an allen 47 untersuchten Standorten wurde eine Pestizid-Belastung nachgewiesen", lautet das Ergebnis einer Studie von 2019, die das Bündnis für eine enkeltaugliche Landwirtschaft in Auftrag gegeben hat. Die Auswertung der Daten ergab, dass an rund der Hälfte der 47 Standorte das umstrittene Glyphosat gefunden wurde, jenes Pflanzenschutzmittel, von dem bislang behauptet wurde, es würde sich nicht über die Luft verteilen.

Darum ist es sinnvoll, Gemüse und Obst vor dem Verzehr zu reinigen. Um Rückstände zu beseitigen, gibt es verschiedene Möglichkeiten:

➢ *Man kann Gemüse und Obst gründlich waschen. Das ist vor allem bei robusten Sorten wie Knollen- und Wurzelgemüse möglich sowie bei Äpfeln, Birnen und Pflaumen. Dafür sollten die Früchte und Gemüse abgespült und dann mit einem Tuch gründlich abgerubbelt werden. Auf diese Weise werden vor allem wasserlösliche Pestizide entfernt.*

➢ *Um auch fetthaltige Substanzen zu beseitigen, werden – sofern möglich – Gemüse und Obst am besten geschält.*

➢ *Giftstoffe lassen sich auch mit Natron entfernen. Das Einlegen in eine Natronlösung beseitigt Pestizide je nach Substanz zu 80 bis 96 Prozent, ergab eine Studie von 2017, die im* Journal of Agricultural and Food Chemistry *veröffentlicht wurde. Dafür muss das Natron jedoch rund 15 Minuten einwirken. Diese Methode eignet sich daher nur für robuste Gemüse- und Obstsorten. Andere werden matschig.*

➢ *Schneller geht es, wenn Natron mit Essig gemischt wird, weil diese Mischung intensiver wirkt. Ein Rezept aus dem* Essig-Handbuch *(2020, Smarticular) lautet: 2 EL Natron mit 250 ml Apfelessig, 150 ml Wasser und etwas Zitronensaft mixen. Die Mischung dann auf Gemüse und Obst sprühen, kurz einwirken lassen und abspülen. Dieses Vorgehen ist insbesondere für empfindliches Grünzeug und Obst geeignet.*

Küchenhelfer Apfelessig

Doch Essig killt nicht nur Keime und Pestizide. Er macht Speisen auch haltbar, verhindert Verfärbungen und macht Lebensmittel bekömmlicher. In der Küche ist er darum ein unerlässliches Hilfsmittel.

Die meisten Essige haben eine Säurekonzentration von ca. fünf Prozent. Wieviel sie genau beträgt, steht auf dem Etikett der Flasche. Diese Konzentration reicht aus, um Speisen zu konservieren. Klassisch ist das Einlegen von Gemüse wie Gurken, Perlzwiebeln und Bohnen oder Obst in eine Essiglösung.

Praktische Hilfe aus der Apfelessig-Küche

➢ *Ein Rezept zum Einlegen in Essig geht so: Gemüse der Wahl zerkleinern, in ein (gereinigtes und sterilisiertes) Glas füllen und mit einem kochend heißen Sud aus 250 ml Apfelessig, 500 ml Wasser, Zucker und Gewürzen wie z. B. Chili und Knoblauch oder auch indisch mit Currypulver oder besser noch mit Kurkuma, Cumin (Kreuzkümmel) und Ingwer übergießen. Das Glas mit einem Twist-off-Deckel fest verschließen. So hält sich die „Konserve" monatelang.*

➢ *Neben Gurken und Bohnen lassen sich fast alle Gemüse mit Essig haltbar machen. Wie wäre es also mal mit Karotten, Zucchini, Paprika, Peperoni, Blumenkohl oder Brokkoli?*

➢ *Am besten verarbeitet man Gemüse immer dann, wenn sie Hochsaison haben. Dann sind sie auf dem Wochenmarkt oder im Bio-Supermarkt am günstigsten.*

Apfelessig verhindert Verfärbungen

Manche Obst- und Gemüsesorten verfärben sich, wenn sie zerkleinert an der Luft stehen. Äpfel und Birnen etwa werden bei Kontakt mit Sauerstoff braun und Kartoffeln grau.

Praktische Hilfe aus der Apfelessig-Küche

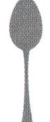

- *Obst kurz in ein Schälchen mit Essigwasser legen oder es damit besprühen, dann bleibt es schön hell.*
- *Ein Schuss Essig ins Kochwasser verhindert, dass sich weiße Gemüse wie Spargel, Blumenkohl und Schwarzwurzeln beim Garen verfärben.*
- *Rotkohl, Kürbis und Karotten erhalten durch die Zugabe von Essig zum Kochwasser hingegen eine prägnantere Farbe.*

Zum Backen Essig statt Phosphat

Es ist ganz einfach, aus Natron und Essig ein Backtriebmittel zum Kuchenbacken herzustellen. Man kann zwar fertiges Backpulver aus der Tüte verwenden, doch ist dies nicht unumstritten. Denn Backpulver enthält das sogenannte Diphosphat. Dieser Zusatzstoff sorgt neben Natron dafür, dass der Kuchenteig aufgeht. Doch Phosphate sind für Menschen mit Nierenerkrankungen heikel, da sie die Nieren belasten. Bei Gesunden steigt mit steigendem Phosphatverzehr das Risiko, einen Herzinfarkt oder Schlaganfall zu erleiden, ergaben Studien. Darum sind Alternativen gefragt.

Praktische Hilfe aus der Apfelessig-Küche

- *Ein einfaches Backtriebmittel besteht aus Apfelessig und Natron. Für 500 g Mehl werden 6 EL Apfelessig und 1 TL Natron benötigt.*
- *Bei der Teigherstellung wird das Natron zunächst mit dem Mehl vermischt, dann erst wird der Essig zugegeben.*
- *Wer keine Zeit oder Lust hat, das Backtriebmittel herzustellen, kann Weinsteinbackpulver verwenden. Es enthält kein problematisches Phosphat.*

Apfelessig macht Essen bekömmlicher und Fleisch zart

Einige Lebensmittel liegen nach dem Essen schwer im Magen. Hülsenfrüchte etwa, aber auch Kohl und Pilze oder Rohkost sind eher schwer verdaulich. Das gilt ebenfalls für Fleisch und Geflügel, die – ungenügend gekaut oder mit schweren Soßen serviert – nach dem Essen zu Unwohlsein führen können. Doch ihre Bekömmlichkeit lässt sich einfach steigern, etwa durch Zugabe von Gewürzen wie Kurkuma, Kümmel und Fenchel oder Gewürzmischungen wie Currypulver. Doch auch ein Schuss Essig an die Speisen verbessert die Verträglichkeit. Denn Essig regt die Produktion von Speichel, Magensäure und Verdauungssäften an, Völlegefühl und Blähungen wird entgegengewirkt.

Praktische Hilfe aus der Apfelessig-Küche

➢ *Zu Gerichten mit Hülsenfrüchten am besten immer ein Kännchen mit Apfelessig auf den Tisch stellen. Schon eine kleine Zugabe daraus macht das Essen bekömmlicher. Im Schwäbischen hat das Tradition: Dort reicht man zu einem eher üppigen Gericht aus Spätzle und Linsen immer Essig.*

➢ *Auch bei der Zubereitung von Speisen hilft die fruchtige Säure. Werden Fleisch, Geflügel oder Fisch in eine Marinade aus Apfelessig und Öl eingelegt, wird das Fleisch zarter und zudem bekömmlicher.*

➢ *Suppenfleisch wird schön mürbe, wenn etwas Apfelessig (2 EL je Liter Brühe) ins Garwasser gegeben wird.*

➢ *Und ein Suppenhuhn, das vor dem Kochen etwa eine Stunde in Essigwasser gelegt wird, fällt später (fast) vom Knochen.*

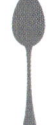

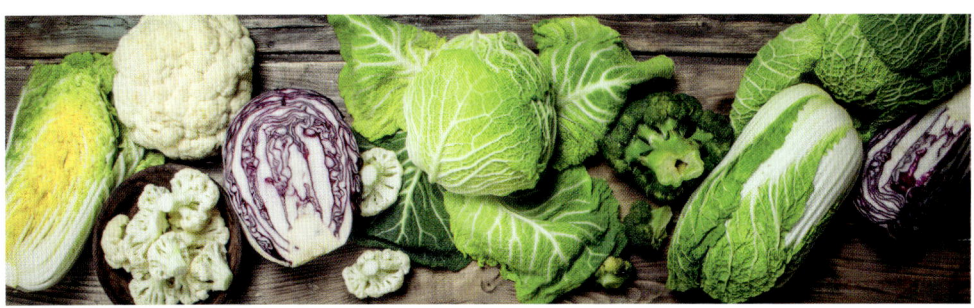

Apfelessig richtig aufbewahren

Verschlossen ist Apfelessig quasi ewig haltbar. Seine Säure wirkt konservierend. Darum muss er auch kein Haltbarkeitsdatum tragen.
Wurde er einmal geöffnet, kann er lange verwendet werden. Seine Säure sorgt ja für Haltbarkeit. Jedoch sollte er am besten fest verschlossen in einer dunklen Flasche aufgehoben und kühl gestellt werden.

Setzt sich im naturtrüben rohen Essig mit der Zeit der Trub ab, ist dies kein Zeichen für Verderb. Auch kann sich darin eine Essigmutter bilden (siehe Seite 58). Sie zeigt sich meist an der Oberfläche als dünne Haut oder in Form von Schlieren in der Flüssigkeit. Die „Mutter" ist ebenfalls kein Zeichen für Verderb – im Gegenteil – dies spricht für einen lebendigen, aktiven Apfelessig. Stört der „Glibber", kann der Essig einfach durch einen Kaffeefilter gegossen werden und die „Mutter" zur Herstellung eines eigenen Essigs verwendet werden (siehe Seite 45). Zum Wegwerfen ist sie zu schade.

Genießen mit Apfelessig

Was wäre die Küche ohne Essig? Ob Soßen, Suppen, Vor- und Nachspeisen, Haupt- und Zwischengerichte – Apfelessig gibt vielen Speisen erst den letzten Pfiff. Seine Säure verleiht Salatdressings und feinen Vorspeisen eine fruchtige Würze, etwa dem Rucolasalat mit gehobeltem Parmesan oder dem gebackenen Ziegenkäse mit Honig. Ein paar Spritzer Apfelessig sind auch lecker für herzhafte warme Gerichte, etwa Pellkartoffeln mit Quark oder Eintopf mit roten Linsen und Kokosmilch. Doch auch so manches Dessert lässt sich damit verfeinern, etwa ein bunter Obstsalat oder auch Vanillequark. Trendy sind zudem fruchtig-saure Drinks mit Apfelessig, die man am besten selber macht und so eine Menge Zucker spart (Rezepte mit Apfelessig ab Seite 115).

Die Qual der Wahl: Kein Apfelessig schmeckt wie der andere

Jeder Supermarkt und Discounter bietet heute Apfelessig an. Obwohl die Essige oft preiswert sind – sie kosten zumeist nicht mehr als 1,50 Euro je 750-Milliliter-Flasche – ist der Inhalt nicht unbedingt „billig". Im Gegenteil. Vor allem rohe (nicht pasteurisierte), naturtrübe Apfelessige haben eine Vielzahl an gesunden Stoffen zu bieten (siehe dazu Kapitel 3 und 4). Auch sie gibt es schon für kleines Geld.

Geschmacklich ist Apfelessig aber nicht gleich Apfelessig. Es gibt milde bis saure sowie fade bis sehr fruchtige Apfelessige. Dem Etikett lässt sich jedoch nicht entnehmen, wie der Essig schmeckt. Selbst zwei Apfelessige mit identischem Säuregehalt können ganz unterschiedlich munden.

Als besonders aromatisch gelten Apfelessige, die einige Monate oder sogar ein Jahr reifen konnten. Dann ist nicht nur der Gehalt an sogenannten Polyphenolen höher, sondern auch das Aroma oft fruchtiger und voller. Solche Essige gibt es in Feinkost- und Biofachgeschäften, gut sortierten Supermärkten, Hofläden und auf Wochenmärkten. Was aus der Flasche kommt, ist in diesen Fällen von guter Qualität, aber ob der Essig schmeckt – bleibt Geschmackssache. Darum geht Probieren über Studieren.

Seit kurzem werden sogenannte Balsamapfelessige angeboten. Wie der italienische Aceto balsamico sind sie eher mild, also nicht so sauer wie ein klassischer Apfelessig. Durch den Zusatz von Apfelsaftkonzentrat erhält der Apfelbalsam eine feine Süße. Das Konzentrat wird entweder vor der Essiggärung zugesetzt, dann muss es nicht deklariert werden. Oder der Hersteller fügt es nachträglich zu, dann steht auf dem Etikett: „Apfelessig mit Apfelsaftkonzentrat". Erkennbar sind die milden Essige an der Bezeichnung „Balsam", „Apfel-Balsamessig" oder „Apfelessig mild". Sie sind insbesondere für Apfelessig-Einsteiger geeignet und für alle, denen herkömmliche Apfelessige zu sauer sind.

Darüber hinaus gibt es fruchtige Essigmischungen, zum Beispiel aus Himbeer- und Apfelessig oder Apfel- mit Quittenessig. Teils wird Apfelessig auch aromatisiert. Besser als zugesetzte Aromen, selbst wenn sie die Bezeichnung „natürlich" tragen, sind Zusätze wie Orangen- oder Zitronenöl.

Lecker kochen mit Apfelessig – köstliche Rezepte

Doch genug der Theorie. Jetzt wird gekocht! In den Rezepten auf den nächsten Seiten werden ganz verschiedene Apfelessige eingesetzt. Einfach, um die Vielfalt zu zeigen, aber auch um zu erklären, welche Qualität sich für welche Gerichte eignet. Denn, wie gesagt, Apfelessig ist nicht gleich Apfelessig! Und klar, verwendet werden am besten Zutaten aus kontrollierter Bio-Erzeugung.

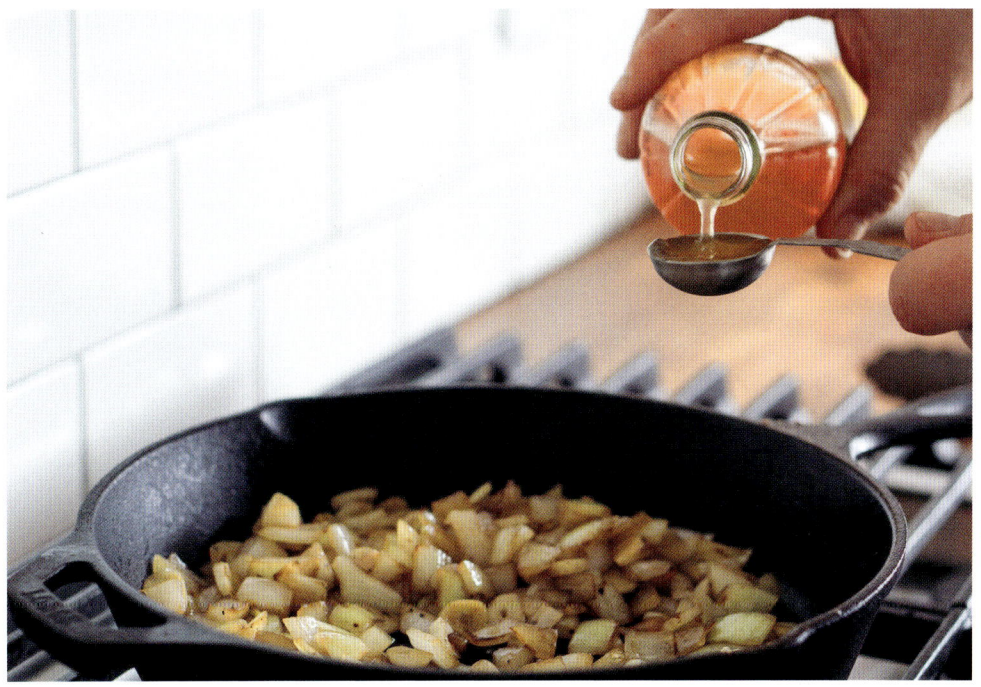

Apfelessig in der Küche

Drinks

Alle Rezepte für eine Portion

Ingwer-Apfel-Drink

Zutaten

- 1 Stück Ingwer (ca. 10 g)
- ¼ l kochendes Wasser
- 1 Teebeutel (z. B. Kräutertee)
- 2–3 EL roher, naturtrüber Apfelessig
- 1 EL Ahornsirup nach Gusto

Zubereitung

- Den Ingwer schälen, in Stücke schneiden und in kochendem Wasser etwa zehn Minuten ziehen lassen. Den Teebeutel dazugeben und nach Packungsanweisung durchziehen lassen.
- Den Teebeutel und den Ingwer herausnehmen. Den Essig zufügen und nach Wunsch mit Ahornsirup süßen. Den Drink kalt genießen.

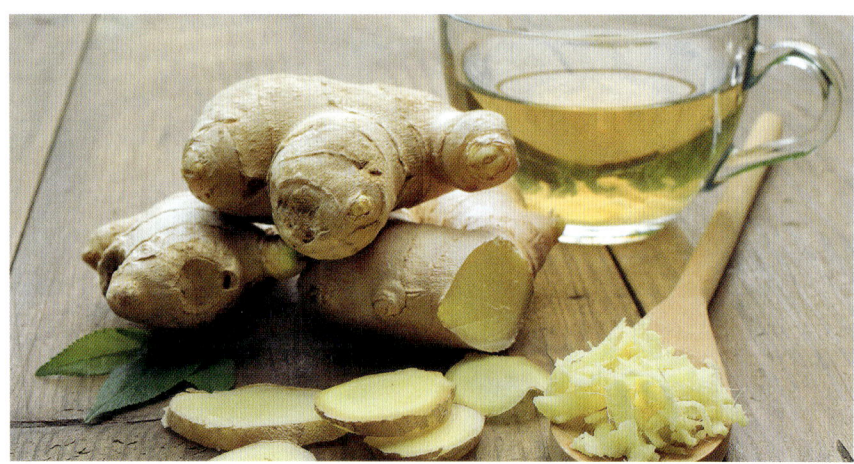

Lecker kochen mit Apfelessig

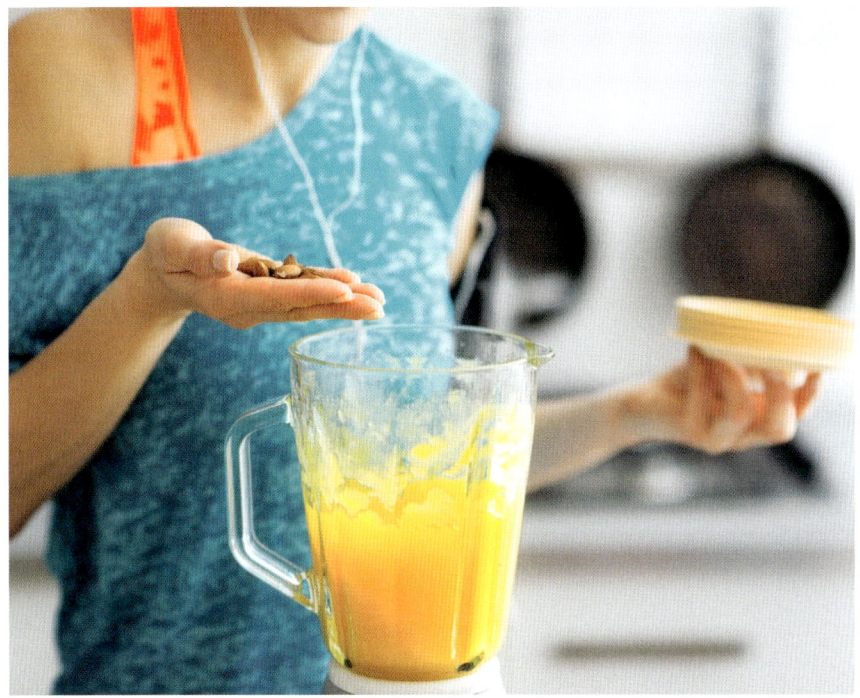

Orangen-Shake

Zutaten

- 200 g gelbes Melonenfruchtfleisch
- 150 ml Orangensaft
- 20 g gemahlene Mandeln
- 1 EL roher, naturtrüber Apfelessig
- ½ TL Bourbonvanillezucker

Zubereitung

- Das Melonenfruchtfleisch in Stücke schneiden und in einen Messbecher geben. Den Orangensaft hinzufügen und alles mit dem Stabmixer fein pürieren. Die Mandeln unterschlagen. Den Shake mit Apfelessig und Vanillezucker abschmecken.

Bananenjoghurt-Smoothie

Zutaten

- 1 Banane (ca. 200 g)
- 150 g griechischer Joghurt
- ⅛ l Mandarinen- oder Orangensaft
- 1 Prise gemahlener Kurkuma
- 1–2 EL roher, naturtrüber Apfelessig

Zubereitung

- *Die Banane schälen, in Stücke schneiden und in einen Rührbecher geben. Den Joghurt und den Saft dazugeben und mit dem Stabmixer alles fein pürieren. Mit Kurkuma und Apfelessig abschmecken. Sollte der Smoothie zu dickflüssig sein, einfach noch etwas Mineralwasser unterrühren.*

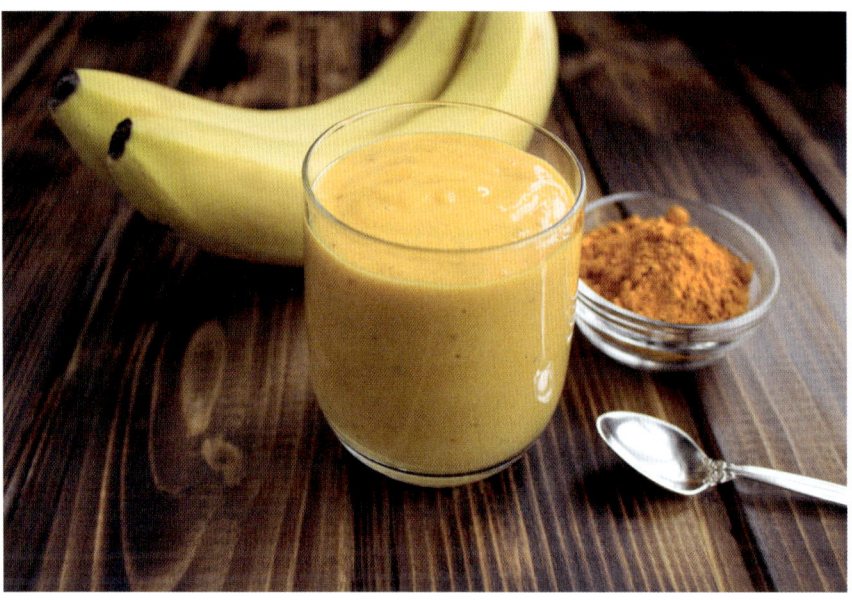

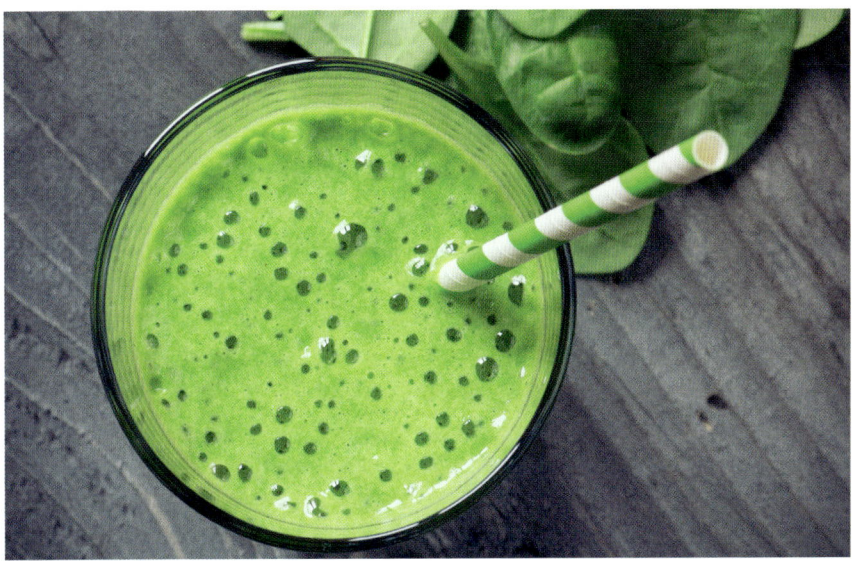

Spinat-Gurken-Drink

Zutaten

- 80 g junger Blattspinat (Kühlregal)
- 150 g Salatgurke
- 1 Stück Ingwer (10 g)
- 150 ml Kefir
- Salz
- Cayennepfeffer
- 1–2 EL roher, naturtrüber Apfelessig

Zubereitung

- Den Spinat grob hacken. Die Salatgurke schälen und in Stücke schneiden. Den Ingwer schälen und fein hacken.
- Alle vorbereiteten Zutaten in einen Rührbecher geben. Den Kefir hinzufügen und alles mit dem Stabmixer fein pürieren. Mit Salz, Cayennepfeffer und Apfelessig abschmecken.

Brotaufstriche

Alle Rezepte für 4 Portionen

Schafskäseaufstrich mit Peperoncini

Zutaten

- *125 g Schafskäse*
- *100 g griechischer Joghurt*
- *1 Knoblauchzehe*
- *25 g eingelegte Peperoncini*
- *Paprikapulver edelsüß*
- *Salz*
- *Pfeffer*
- *1–2 TL milder Apfelessig (Aufschrift: „mild", „Balsam")*
- *1 kleine Paprikaschote*

Zubereitung

- *Den Schafskäse fein würfeln und in eine Schüssel geben. Den Joghurt unterrühren. Die Knoblauchzehe schälen und sehr fein hacken. Die Peperoncini abtropfen lassen, fein hacken und zum Käse geben. Alles gut verrühren.*
- *Den Aufstrich mit Paprikapulver, Salz, Pfeffer und Essig abschmecken. Die Paprikaschote putzen, waschen, in feine Würfel schneiden und über den Aufstrich streuen.*

Lecker kochen mit Apfelessig

Tipps

➢ *Der Aufstrich eignet sich auch als Dip zu rohen Gemüsestiften. Dann einfach noch etwas mehr Joghurt unterrühren, damit er cremiger wird.*

➢ *Vegan wird der Aufstrich durch Tofu und Sojajoghurt. Dann die Zutaten am besten kurz mit dem Stabmixer pürieren und dabei noch einen kleinen Schuss Öl untermischen.*

➢ *Dazu passen sehr gut Vollkornbrot oder Körnerbrötchen.*

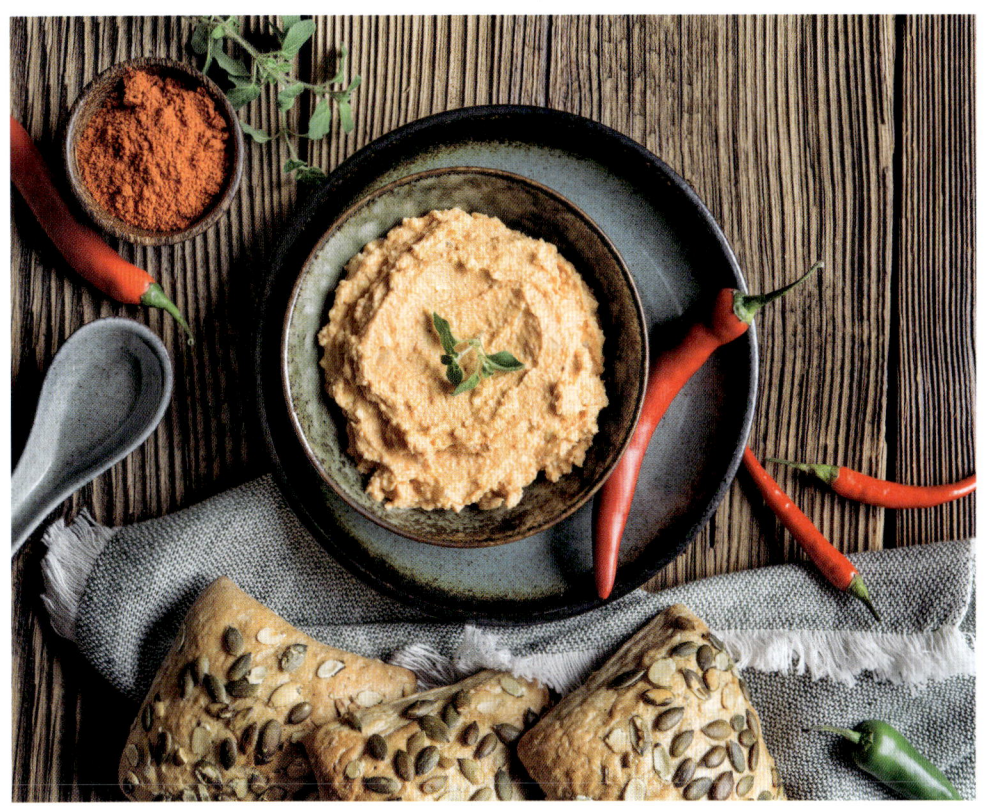

Avocado-Basilikum-Aufstrich mit Kirschtomaten

Zutaten

- *2 reife Avocados*
- *1–2 EL roher, naturtrüber Apfelessig*
- *75 g stichfeste saure Sahne*
- *½ Bund Basilikum*
- *50 g Kirschtomaten*
- *Salz*
- *Cayennepfeffer*

Zubereitung

- *Die Avocados halbieren, den Stein entfernen, das Fruchtfleisch herauslöffeln und in einer Schüssel zerdrücken. Apfelessig und saure Sahne untermischen.*
- *Das Basilikum waschen, trocken tupfen, die Blättchen von den Stängeln zupfen und fein hacken. Die Tomaten waschen und je nach Größe halbieren oder vierteln. Beides unter die Creme mischen. Mit Salz und Cayennepfeffer abschmecken.*

Tipps

- *Knoblauchfans hacken einfach noch zwei abgezogene Knoblauchzehen ganz fein und geben sie dazu.*
- *Achten Sie beim Kauf der Avocados möglichst auf die Bezeichnungen „genussreif" oder „ready to eat". Dann haben sie die optimale Reife.*
- *Der Aufstrich schmeckt sehr gut auf Vollkornbrot oder Roggenbrötchen.*

Frischkäse-Pesto-Creme mit Lauchzwiebeln

Zutaten

- 2 Lauchzwiebeln
- 100 g Ziegenfrischkäse natur
- 100 g Speisequark (20 % Fett i. Tr.)
- 2 EL gehackte Petersilie
- 1 EL Pesto
- 1–2 TL milder Apfelessig (Aufschrift: „mild", „Balsam")
- Salz
- Pfeffer

Zubereitung

- Die Lauchzwiebeln putzen, waschen und in feine Ringe schneiden.
- Frischkäse, Quark, Lauchzwiebeln, Petersilie und Pesto verrühren.
- Mit Apfelessig, Salz und Pfeffer abschmecken.

Tipps

- Wer mag, gibt auf das bestrichene Brot noch ein paar Radieschenscheiben und etwas Rucola.
- Die Creme schmeckt sehr gut auf Ciabatta.

Salate

Alle Rezepte für 4 Portionen

Spinatsalat mit Feta und Tomaten

Zutaten

- 400 g Tomaten
- 1 Paprikaschote
- 1 rote Zwiebel
- 200 g Feta oder Räuchertofu
- 200 g junger Blattspinat (Kühlregal)
- 40 g schwarze Oliven
- 4 EL milder Apfelessig (Aufschrift: „mild", „Balsam")
- Salz
- Pfeffer
- 1 EL flüssiger Honig
- 6 EL Olivenöl
- 100 g Artischockenherzen (Glas)

Zubereitung

➢ Die Tomaten waschen und würfeln, dabei die Stielansätze herausschneiden. Die Paprikaschote putzen, waschen und in kleine Würfel schneiden. Die Zwiebel schälen und fein würfeln. Den Feta bzw. den Tofu würfeln.

➢ Den Spinat in eine Schüssel geben. Die vorbereiteten Zutaten und die Oliven dazugeben. Apfelessig, Salz, Pfeffer, Honig und 4 EL Olivenöl verrühren. Die Marinade über den Salat geben und alles mischen. Abschmecken.

➢ Die Artischockenherzen in ein Sieb geben und abtropfen lassen, dann halbieren. Das restliche Öl in einer beschichteten Pfanne erhitzen und die Artischockenherzen darin leicht anbräunen. Herausnehmen und unter den Salat mischen.

Tipp

➢ Dazu passen Laugenstangen.

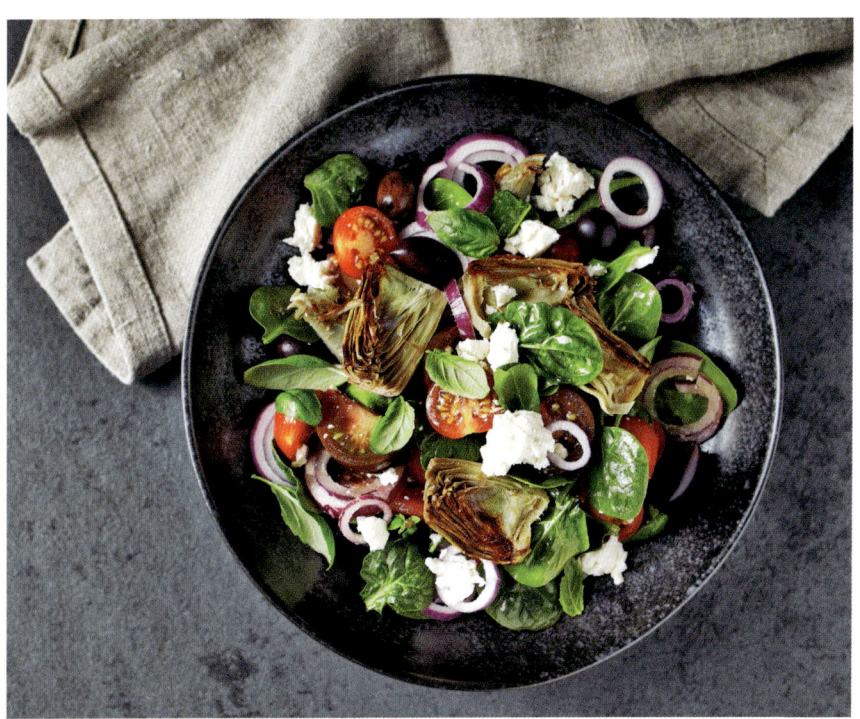

Apfelessig in der Küche

Roter Linsensalat mit Couscous

Zutaten

- 200 g rote Linsen
- 125 g Couscous
- Salz
- 250 g Kirschtomaten
- 1 Bund Lauchzwiebeln
- 100 g Rucola
- 1 Bund Radieschen
- 4 EL roher, naturtrüber Apfelessig
- 1 EL milder Apfelessig (Aufschrift: „mild", „Balsam")
- Pfeffer
- 1 EL Senf mit Honig
- 3 EL Olivenöl
- 1 Knoblauchzehe
- 1 Bund Petersilie

Zubereitung

- Die Linsen und den Couscous getrennt nach Packungsanweisung in gesalzenem Wasser garen. Die Linsen in ein Sieb abgießen, kalt abschrecken und abtropfen lassen. Den Couscous in eine Schüssel geben, mit einer Gabel auflockern und abkühlen lassen.

- Die Tomaten waschen und halbieren. Die Lauchzwiebeln putzen, waschen und in Ringe schneiden. Den Rucola verlesen, waschen und trocken schleudern. Die Radieschen putzen, waschen und in Scheiben schneiden. Alle Salatzutaten mischen.

- Die Essige, Salz, Pfeffer, Senf und Öl verrühren. Die Knoblauchzehe schälen, fein hacken und dazugeben. Die Marinade über den Salat geben und gut vermischen. Abschmecken. Die Petersilie waschen, trocken tupfen, die Blättchen von den Stängeln zupfen und fein hacken. Die Petersilie unter den Salat mischen.

Obstsalat mit Vanillecreme

Zutaten

- 1 Papaya
- 1 reife Mango, 1 Kiwi
- 4 frische Feigen
- 2 EL milder Apfelessig (Aufschrift: „mild", „Balsam")
- 2 EL Cointreau
- 300 g Vollmilchjoghurt
- 100 g Sahnequark
- 1 EL gehackte Zitronenmelisse
- 1 Vanilleschote
- einige Cantuccini (ital. Mandelgebäck)

Zubereitung

- Die Papaya halbieren, entkernen, schälen und in Würfel schneiden. Die Mango aufrecht stellen und das Fruchtfleisch an beiden Seiten vom Kern abschneiden. Schälen und ebenfalls in Würfel schneiden. Die Kiwi schälen, längs halbieren und in Scheiben schneiden. Die Feigen waschen und vierteln.
- Alle Früchte mischen. Balsam-Apfelessig und Cointreau verrühren, über das Obst geben und etwa 30 Minuten marinieren.
- Joghurt, Quark und Zitronenmelisse verrühren. Die Vanilleschote längs aufschlitzen, das Mark direkt in die Creme kratzen und alles verrühren. Die Vanillecreme auf dem Obst anrichten. Die Cantuccini leicht zerbröckeln und darüberstreuen.

Tipps

- Die Feigen können auch gegen Ananas oder Melone ausgetauscht werden. Und wer auf Alkohol verzichten möchte, verrührt den Essig mit Orangensaft.
- Veganer nehmen einfach nur Sojajoghurt natur oder beispielsweise mit Kokos.

Kartoffelsalat mit Radieschen

Zutaten

- *1 kg festkochende Kartoffeln*
- *150 g Radieschen*
- *4 Eier*
- *1 Apfel*
- *1 Salatgurke*
- *1 Zwiebel, 1 Bund Schnittlauch*
- *150 g Crème fraîche oder Schmand*
- *150 g Vollmilchjoghurt*
- *2–3 EL roher, naturtrüber Apfelessig*
- *Salz, Pfeffer*

Zubereitung

- *Die Kartoffeln waschen und mit Schale etwa 20 Minuten kochen. Die Radieschen putzen, waschen und in Scheiben schneiden. Die Eier hart kochen. Die Kartoffeln abgießen, ausdampfen lassen und möglichst heiß pellen. Die Kartoffeln in Scheiben schneiden. Die Eier pellen und vierteln.*
- *Den Apfel schälen, vierteln und das Kerngehäuse herausschneiden. Den Apfel in Stücke schneiden. Die Gurke schälen, längs halbieren und die Kerne herauskratzen, dann die Gurke in Stücke schneiden. Die Zwiebel schälen und würfeln. Den Schnittlauch waschen, trocken tupfen und in feine Röllchen schneiden.*
- *Kartoffeln, Radieschen, Gurke, Zwiebel und Apfel mischen. Crème fraîche, Joghurt, Essig, Salz, Pfeffer und Schnittlauch verrühren. Kräftig abschmecken. Die Soße über den Salat gießen und alles gut vermischen. Die Eier darauf anrichten.*

Tipp

- *Veganer können die Eier durch 200 g Tofu ersetzen und die Salatsoße mit Sojajoghurt und Sojacreme zubereiten.*

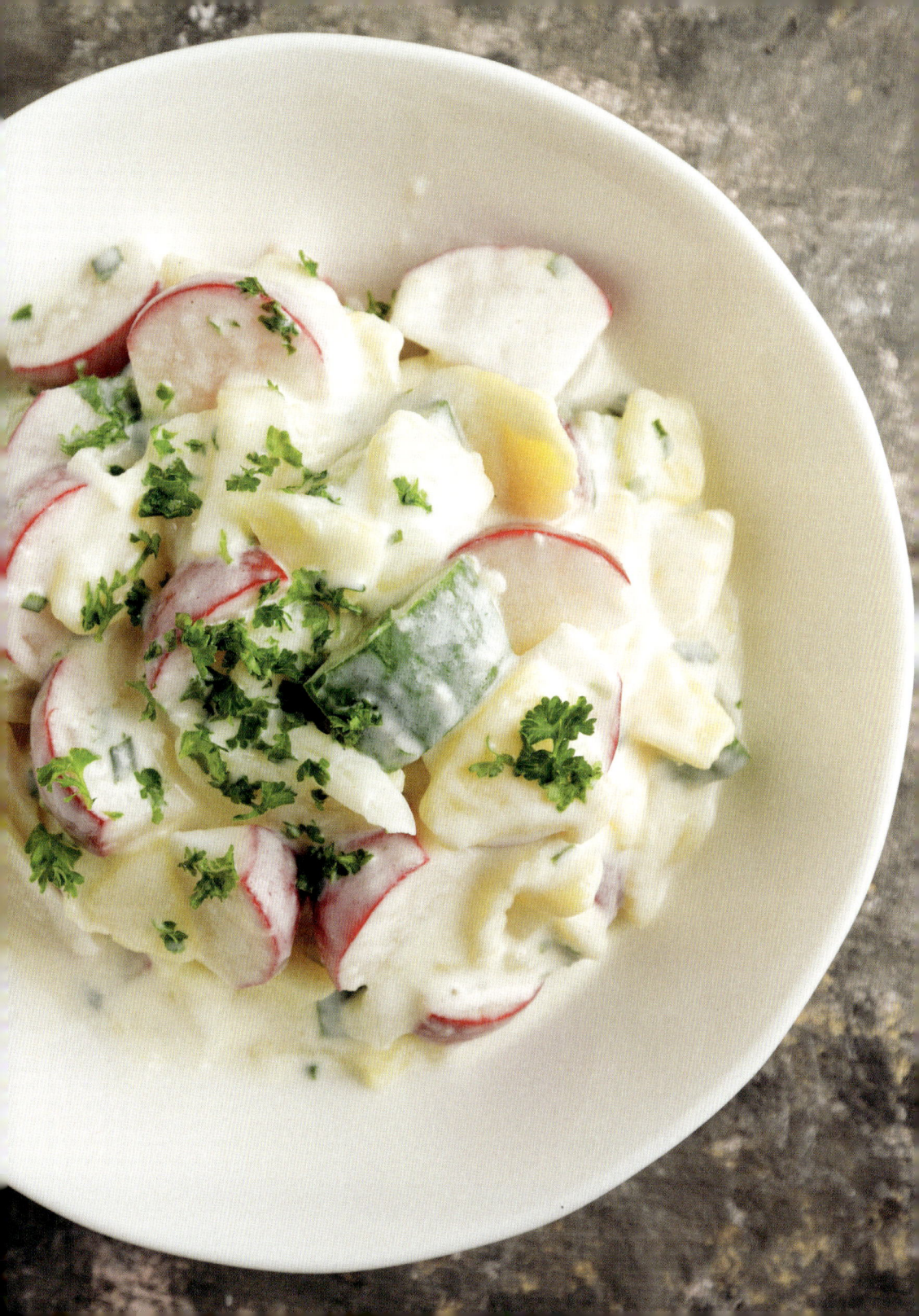

Warme Gerichte

Alle Rezepte für 4 Portionen

Orientalische Gemüsepfanne

Zutaten

- 500 g Blumenkohl
- 250 g Tomaten
- 2 Zucchini
- 40 g getrocknete Aprikosen oder Feigen
- 1 Zwiebel
- 2 EL Rapsöl
- Salz
- Pfeffer
- ½ TL gemahlener Piment
- ½ TL gemahlene Kurkuma
- 1 Msp. gemahlener Kreuzkümmel
- 1 Msp. Zimtpulver
- ca. 200 ml Gemüsebrühe
- 200 g Instant-Bulgur
- 1–2 EL klarer Apfelessig

Zubereitung

- Den Blumenkohl putzen, in kleine Röschen teilen und waschen. Die Tomaten waschen und klein schneiden, dabei den Stielansatz entfernen. Die Zucchini putzen, waschen und in Scheiben schneiden. Die Aprikosen oder Feigen in Streifen schneiden.
- Die Zwiebel schälen und fein würfeln. Das Öl erhitzen, die Zwiebel darin andünsten. Die Gewürze dazugeben und kurz mit anschwitzen. Den Blumenkohl dazugeben, fünf Minuten anbraten. Zucchini, Tomaten und Aprikosen oder Feigen dazugeben und kurz mitbraten. Mit der Brühe ablöschen und weitere fünf bis zehn Minuten garen.
- Den Bulgur in Salzwasser nach Packungsanweisung zubereiten. Das Gemüse mit Apfelessig, Salz und Pfeffer abschmecken. Mit dem Bulgur anrichten.

Tipp

- Wer keine Trockenfrüchte mag, nimmt stattdessen Weintrauben.

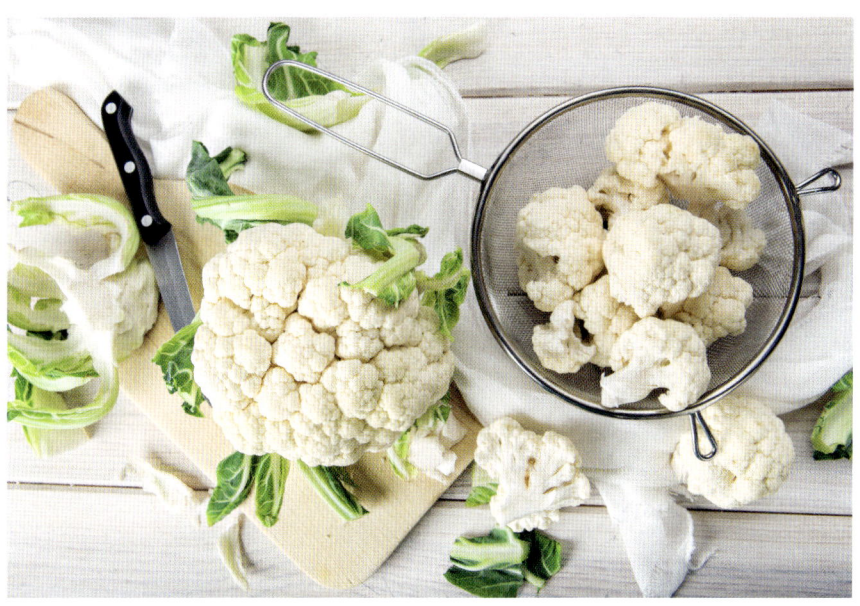

Kichererbsen-Curry mit Brokkoli

Zutaten

- 1 Dose Kichererbsen (Füllmenge 400 g)
- 600 g Möhren
- 1 kg Brokkoli
- 1 Zwiebel
- 2 Knoblauchzehen
- 30 g Ingwer
- 1 Chilischote
- 3 EL Rapsöl
- 1 gehäufter EL Currypulver
- Salz
- Pfeffer
- ⅛ l Gemüsebrühe
- 1 Dose Kokosmilch (400 ml)
- 1 Bund Koriander oder Petersilie
- 40 g naturbelassene Mandelkerne
- 2–3 EL klarer Apfelessig

Zubereitung

- Die Kichererbsen in ein Sieb abgießen, mit kaltem Wasser abspülen und abtropfen lassen. Die Möhren putzen, schälen und in Scheiben schneiden. Den Brokkoli waschen, die Röschen vom Strunk trennen und halbieren.

- Zwiebel, Knoblauch und Ingwer schälen und fein hacken. Die Chilischote halbieren, den Stielansatz und die Kerne entfernen. Das Öl in einem Topf erhitzen, die Gewürzzutaten darin andünsten. Mit dem Currypulver bestäuben und kurz anschwitzen. Den Brokkoli dazugeben und etwa fünf Minuten anbraten. Die Möhren hinzugeben und kurz anbraten. Mit Salz und Pfeffer würzen. Mit der Brühe

Lecker kochen mit Apfelessig

und der Kokosmilch ablöschen und etwa zehn Minuten im geschlossenen Topf dünsten.

➢ Den Koriander oder die Petersilie waschen, trocken tupfen, die Blättchen von den Stängeln zupfen und grob hacken. Die Mandeln ebenfalls grob hacken. Die Kichererbsen zu dem Gemüse geben und etwa fünf Minuten erhitzen. Das Curry mit Apfelessig, Salz und Pfeffer abschmecken. Mit den Kräutern und den Mandeln bestreuen. Dazu passt Basmatireis.

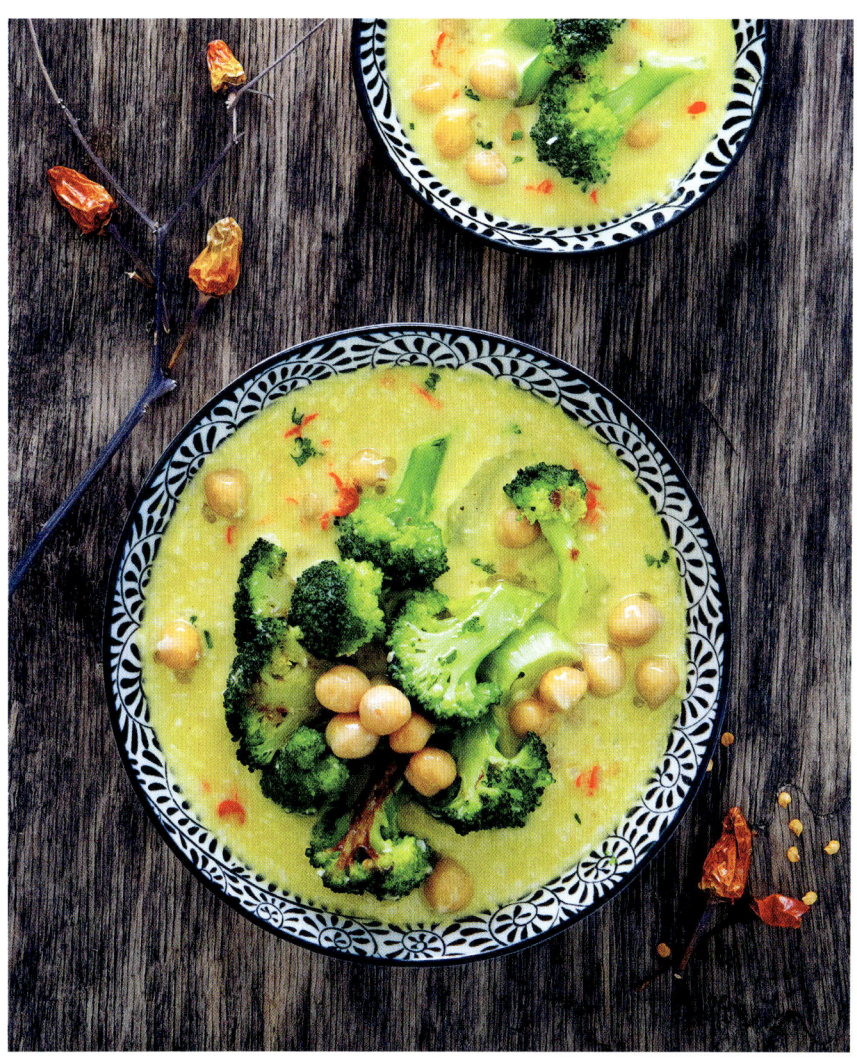

Gebratener Seitan mit Birnenrotkohl

Zutaten

- 600 g Seitan
- 1 Zweig Rosmarin
- 2 Knoblauchzehen
- 3 EL Olivenöl
- 2 EL milder Apfelessig (Aufschrift: „mild", „Balsam")
- Salz
- Pfeffer
- 1 Rotkohl (ca. 2 kg)
- 2 Zwiebeln
- 1 Stück Ingwer (40 g)
- 2 EL Rapsöl
- 50 g Rosinen oder getrocknete Cranberrys
- 2 Lorbeerblätter
- 5 Gewürznelken
- 2 EL Zucker
- 150 ml trockener Rotwein
- 150 ml Gemüsebrühe
- 80 ml klarer Apfelessig
- 2 Birnen

Zubereitung

➢ Den Seitan in Scheiben schneiden. Den Rosmarin waschen, trocken tupfen und die Nadeln abstreifen. Grob hacken. Den Knoblauch schälen und in dünne Scheiben schneiden. Olivenöl, Apfelessig, die gehackten Rosmarinnadeln, Knoblauch, Salz und Pfeffer verrühren, über den Seitan geben und abgedeckt etwa 45 Minuten marinieren.

➢ Vom Rotkohl die äußeren Blätter entfernen, den Kopf vierteln und jeweils den Strunk herausschneiden. Den Kohl in dünne Streifen schneiden. Die Zwiebeln und den Ingwer schälen, fein würfeln und in heißem Öl andünsten. Den Rotkohl hinzufügen, andünsten. Rosinen oder Cranberrys, Lorbeerblätter, Nelken, Zucker, Salz, Pfeffer, Rotwein, Brühe und Essig dazugeben. Den Kohl zugedeckt 25 Minuten schmoren.

➢ Die Birnen schälen, halbieren, entkernen und in Stücke schneiden. Die Birnen zum Rotkohl geben und weitere zehn Minuten schmoren. Mit Salz und Pfeffer abschmecken. Nach Geschmack eventuell noch etwas Zucker und Essig hinzufügen.

➢ Den Seitan aus der Marinade nehmen und in einer beschichteten Pfanne etwa vier Minuten braten. Dann mit dem Rotkohl anrichten. Dazu: Röstkartoffeln mit Sesam oder Schupfnudeln aus dem Kühlregal.

Tipps

➢ Wenn Rotkohl übrig bleibt, einfach den Rest in einen Gefrierbeutel füllen und einfrieren.
➢ Wer auf den Rotwein verzichten möchte, ersetzt ihn durch Brühe.

Chili sin Carne

Zutaten

- 150 g Sojaschnetzel
- 300 ml Gemüsebrühe
- 500 g Fleischtomaten
- 1 Dose Kidneybohnen (Füllmenge 800 g)
- 2 Paprikaschoten
- 1 Zwiebel
- 2 Knoblauchzehen
- 2 EL Rapsöl
- 100 ml Traubensaft
- 3 EL klarer Apfelessig
- Salz, Pfeffer
- 1 EL Paprikapulver, 1 TL getrockneter Majoran
- 150 g griechischer Joghurt

Zubereitung

- Die Sojaschnetzel in der kochenden Gemüsebrühe etwa zehn Minuten einweichen. Die Tomaten häuten und in Würfel schneiden. Die Kidneybohnen in ein Sieb abgießen, mit kaltem Wasser abspülen und abtropfen lassen. Die Paprikaschoten putzen, waschen und in Streifen schneiden. Die Zwiebel und die Knoblauchzehen schälen und würfeln.

- Die Sojaschnetzel gut ausdrücken, die Flüssigkeit aufbewahren und die Schnetzel in heißem Öl kräftig anbraten. Zwiebel, Knoblauch und Paprika hinzufügen und kurz mitbraten. Tomaten, Einweichflüssigkeit, Traubensaft und Apfelessig dazugeben und alles etwa zehn Minuten schmoren.

- Die Kidneybohnen untermischen, mit Salz, Pfeffer, Paprikapulver und Majoran würzen und weitere fünf Minuten garen. Kräftig abschmecken. Den Joghurt glatt rühren und dazu servieren.

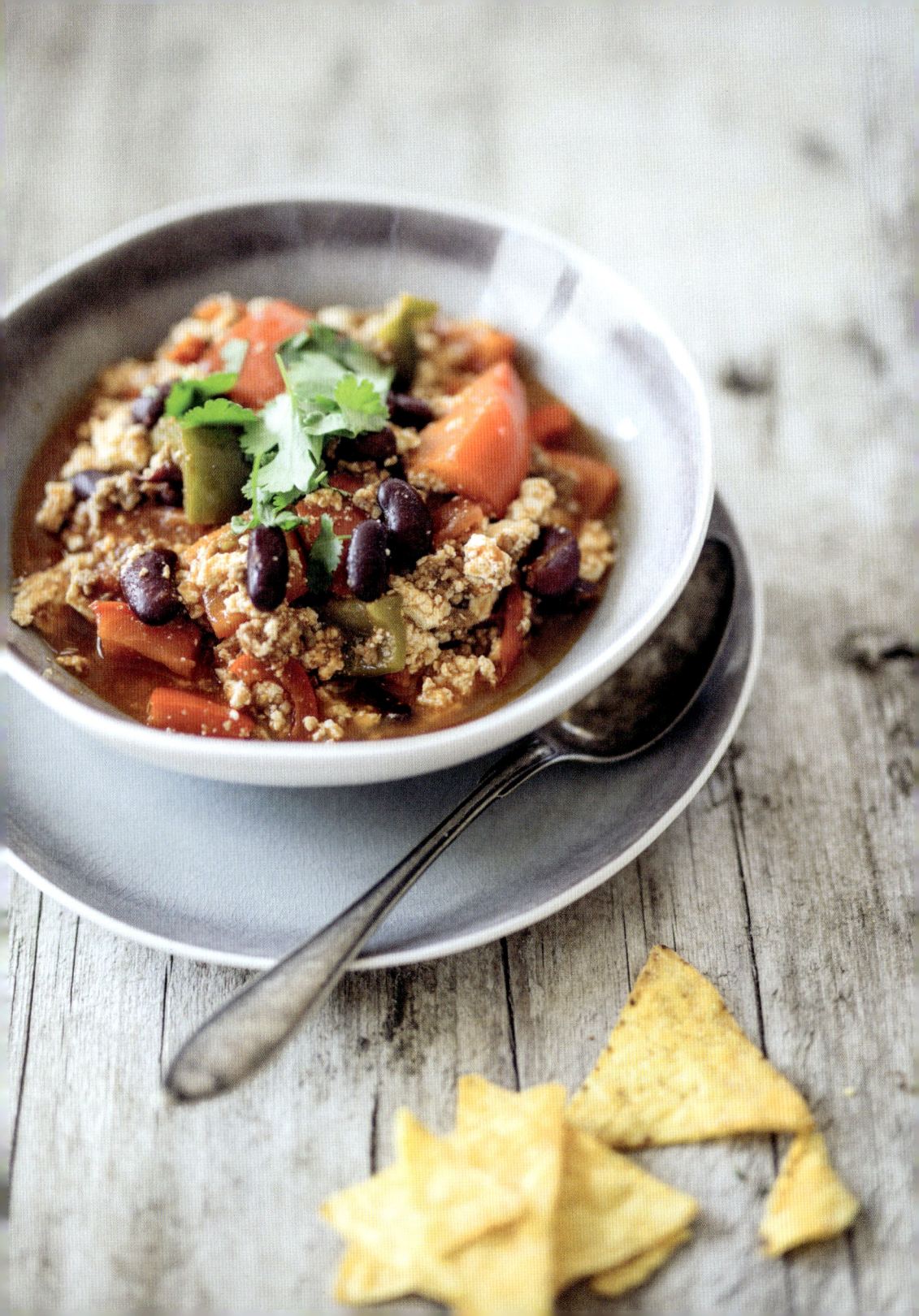

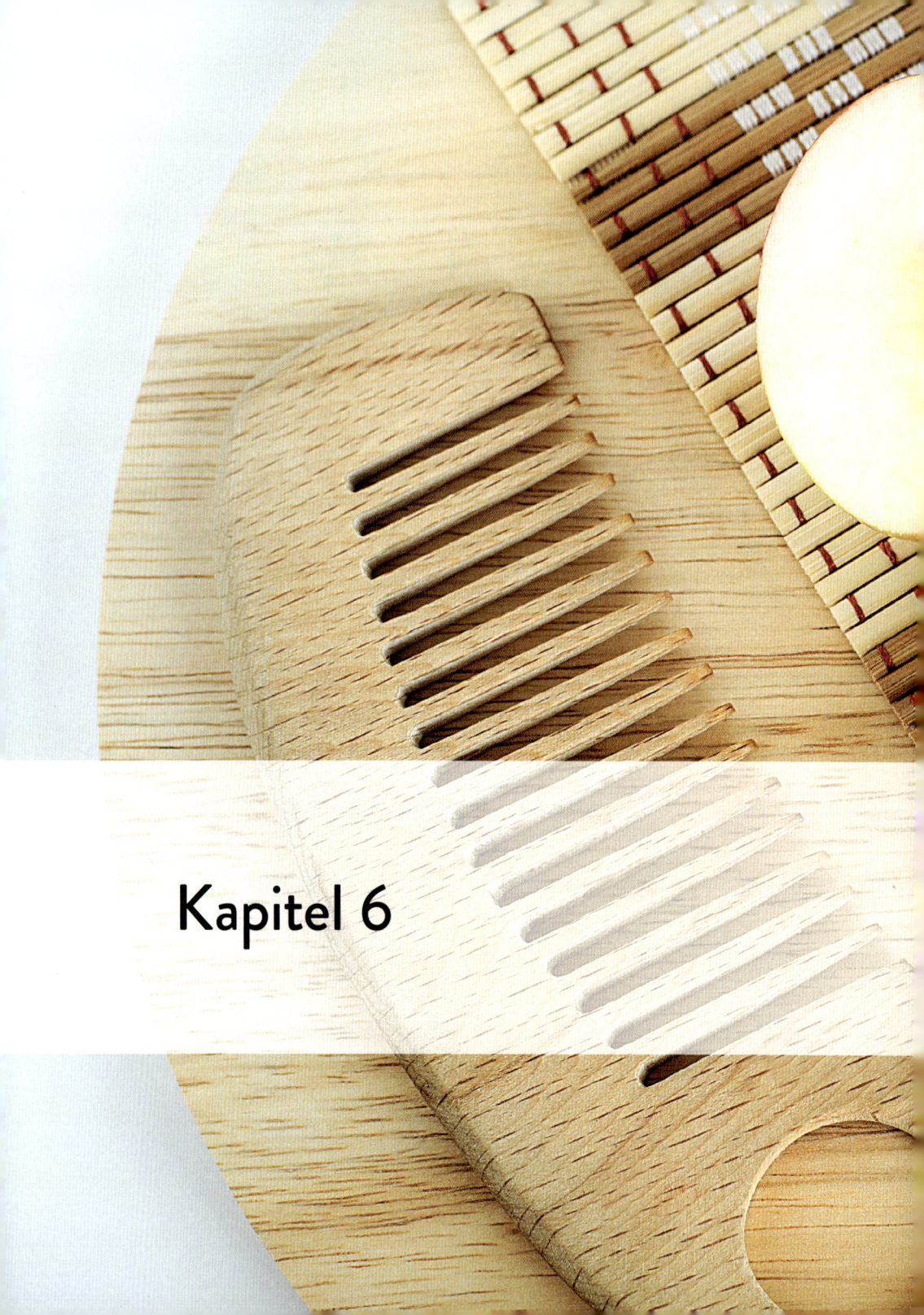

Kapitel 6

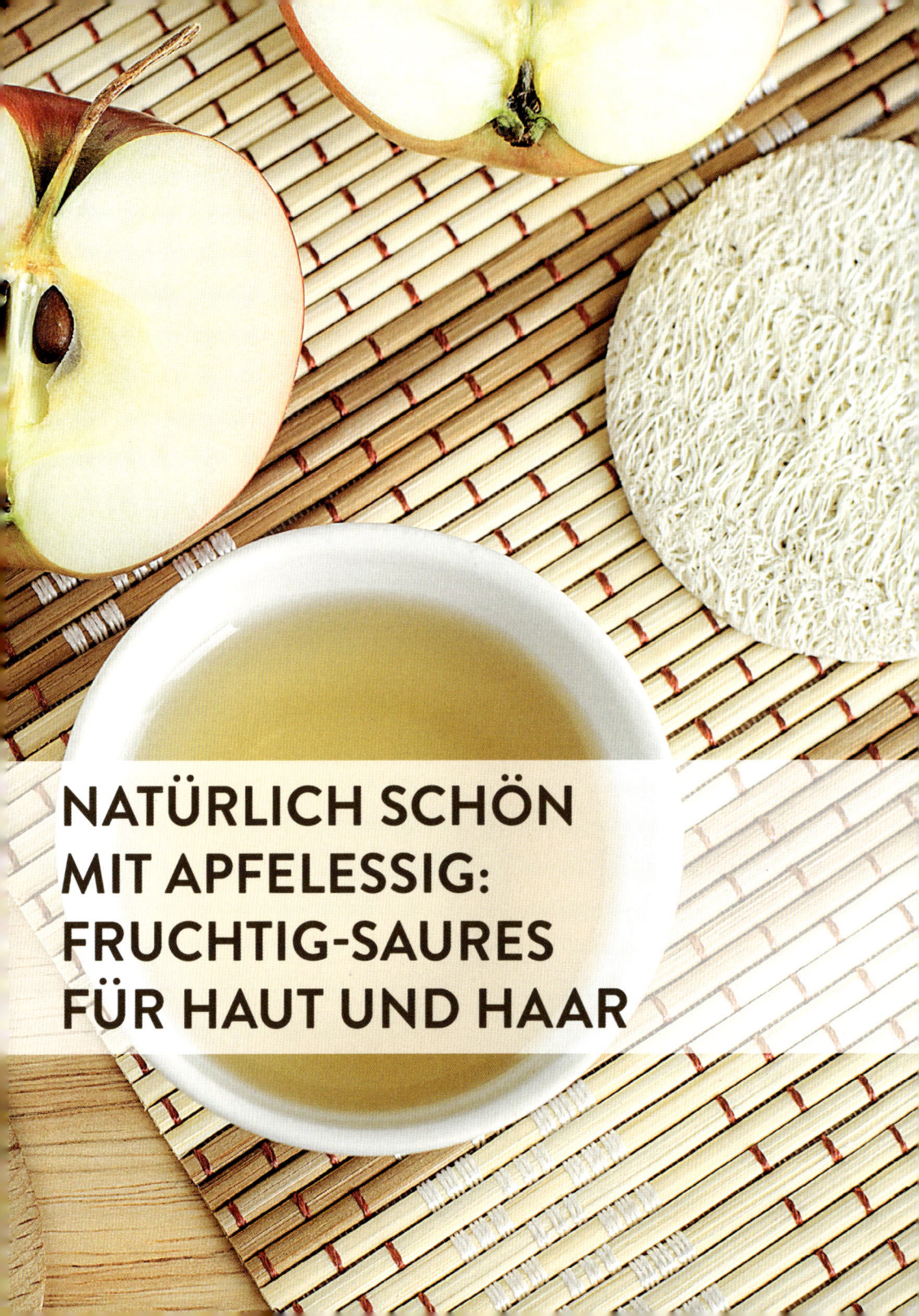

NATÜRLICH SCHÖN MIT APFELESSIG: FRUCHTIG-SAURES FÜR HAUT UND HAAR

Die Haut hat es in sich. Sie ist das größte menschliche Organ und besitzt eine Oberfläche von fast zwei Quadratmetern. Ihr Anteil am Körpergewicht beträgt rund 16 Prozent. Oft hat man vor allem im Blick, sie von außen zu pflegen. Das ist auch gut so, denn die Haut schützt den Körper vor äußeren Einflüssen. Diese Art Schutzschild zu hegen und pflegen, ist also wichtig. Genauso entscheidend ist aber auch, sie von innen zu nähren. Das klappt am besten mithilfe einer gesunden Ernährung, die viel Gemüse und Obst, Vollkornprodukte, Hülsenfrüchte, pflanzliche Öle und Fette enthält, dazu einige Milchprodukte und eventuell etwas Fisch. Eine Kost also, die alle Nährstoffe liefert, die die Haut benötigt, um den Körper als schützende Hülle zu umgeben. Zudem sind ausreichend Schlaf, regelmäßiger Sport, eine gute Verdauung und ein reger Stoffwechsel entscheidend für eine gesunde Haut.

Auch ein Gläschen Apfelessig-Wasser am Morgen und die Verwendung von Apfelessig in der Küche können helfen, die Haut fit zu halten. Denn die Säuren des Essigs regen die Verdauung an und unterstützen so den Abtransport von Stoffwechselprodukten und Schadstoffen – was sich auch in einem gepflegten Äußeren widerspiegelt.

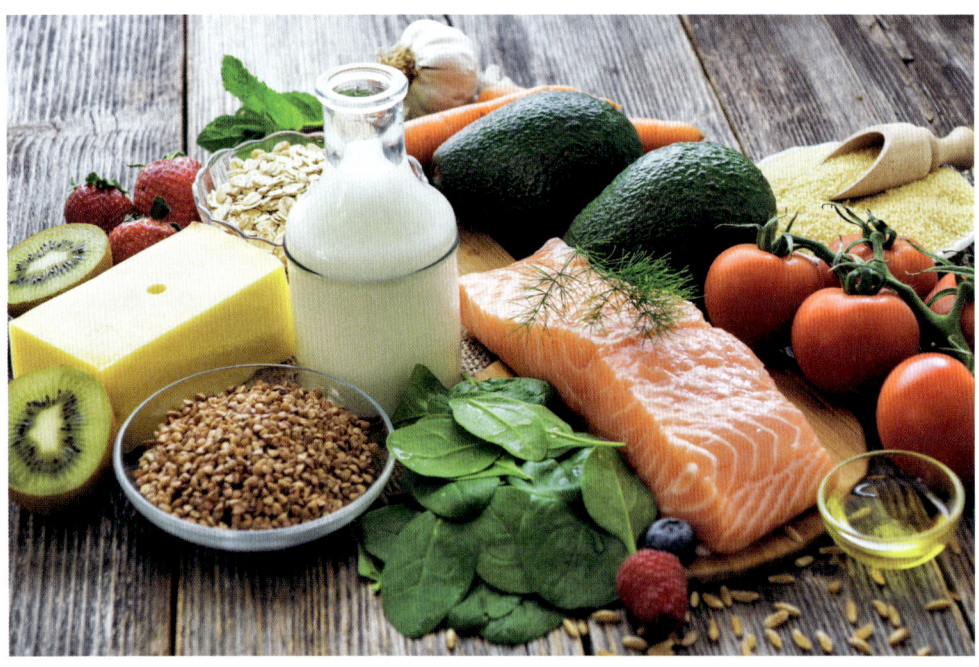

Apfelessig macht die Haut sauer

Doch er kann noch mehr. Sein pH-Wert (Säurewert) beträgt pH 4 bis pH 5,5, entspricht also fast dem der menschlichen Haut. Regelmäßige Pflege mit Apfelessig kann daher helfen, den sogenannten Säureschutzmantel der Haut aufrechtzuerhalten oder eine gestörte Funktion zu regulieren. Denn das Waschen mit Duschgel und Flüssigseifen und die häufige Verwendung von Desinfektionsmittel verändern den pH-Wert der Haut. Sie kann rau und rissig werden und ist dann anfällig für unerwünschte Mikroorganismen wie etwa Bakterien und Pilze. Entzündungen, Hautausschläge und Pickel können die Folge sein. Die Säure des Essigs bietet auch unerwünschten Keimen Paroli, sodass ihre Ansiedlung unterbunden oder erschwert wird. Apfelessig ist obendrein ein prima Haarpflegemittel. Eine Essigspülung lässt das Haar sehr schön glänzen.

Dass Apfelessig Haut und Haaren gut tut, ist inzwischen auch in der Kosmetikindustrie angekommen. In den Regalen der Drogeriemärkte findet man darum immer öfter Kosmetika, die Apfelessig oder andere Obstessige enthalten. Es gibt Spülungen, fruchtige Gesichtswasser, Peelings und Badezusätze mit Apfelessig. Zu finden sind solche Artikel vor allem in den Regalen mit Naturkosmetik.

Doch im Prinzip braucht es diese Produkte nicht unbedingt. Denn pflegen lassen sich Haut und Haar auch bestens mit einer selbst gemachten Apfelessig-Kosmetik. Die ist leicht herzustellen und preiswert – und Sie sparen viel Verpackungsmüll, denn gerade Kosmetik ist meist aufwendig verpackt. Oft steckt die Cremetube aus Metall oder Kunststoff oder die Deoflasche aus Glas noch in einem Umkarton. Drumherum ist eine Schleife – zumindest, wenn es auf Weihnachten zugeht.

Das Wichtigste aber: Bei der Eigenproduktion ist man auf der sicheren Seite. Dann weiß man nämlich genau, was an und auf den Körper kommt.

Die Haut in Zahlen

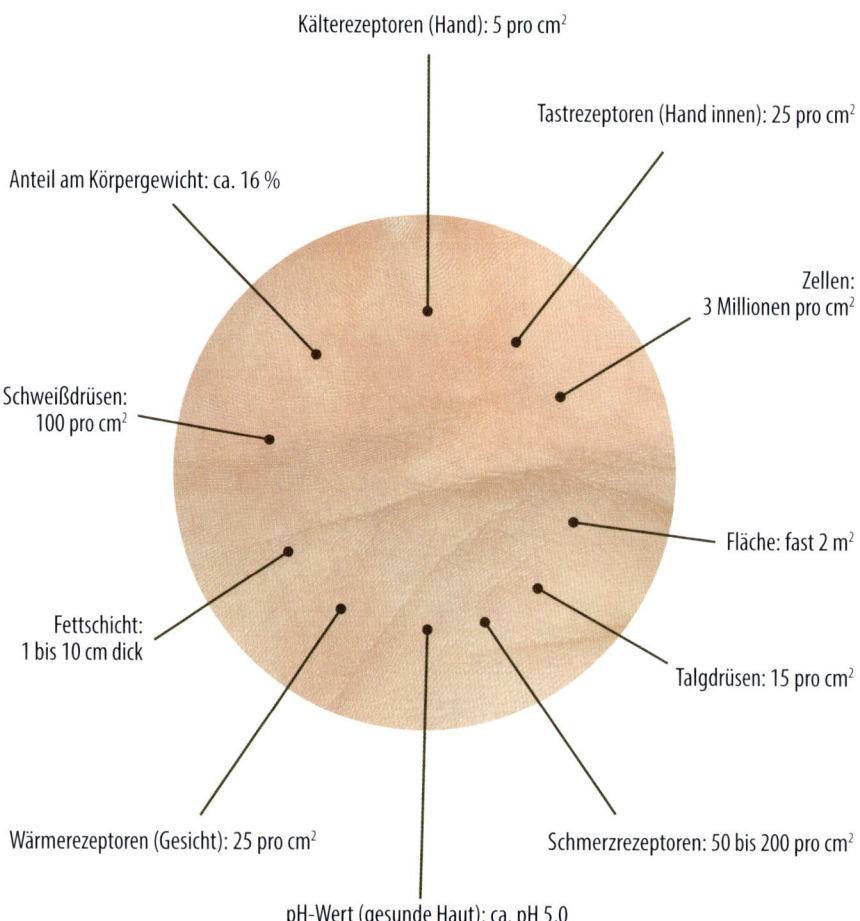

Kälterezeptoren (Hand): 5 pro cm^2

Tastrezeptoren (Hand innen): 25 pro cm^2

Anteil am Körpergewicht: ca. 16 %

Zellen: 3 Millionen pro cm^2

Schweißdrüsen: 100 pro cm^2

Fläche: fast 2 m^2

Fettschicht: 1 bis 10 cm dick

Talgdrüsen: 15 pro cm^2

Wärmerezeptoren (Gesicht): 25 pro cm^2

Schmerzrezeptoren: 50 bis 200 pro cm^2

pH-Wert (gesunde Haut): ca. pH 5,0

Quellen: Deutsche Apothekerzeitung, Hautstadt.de

Achtung: Verträglichkeit prüfen

Apfelessig hat viele positive Wirkungen auf den Körper und auf die Haut. Jedoch ist eine gewisse Vorsicht geboten. Essig enthält schließlich relativ starke Säuren, die auch zu Unverträglichkeiten wie Irritationen auf der Haut führen können. Darum sollten Sie immer ausprobieren, ob und in welcher Konzentration Sie den Apfelessig vertragen. Gegebenenfalls ist eine schwächere Dosierung als in den Rezepten angegeben besser geeignet, also weniger Essig und mehr Wasser.

Apfelessig sollte zudem nie in die Augen gelangen. Denn die Säure kann dort zu starken Reizungen führen. Darum müssen die Augen bei allen Anwendungen, die das Gesicht betreffen, großzügig ausgespart werden. Essig sollte auch nicht versehentlich per Wimpernschlag in die Augen gelangen, denn auch das brennt! Beim Haarewaschen beziehungsweise Auftragen einer Essigspülung sollten die Augen immer fest geschlossen und der Kopf nach hinten geneigt werden. Sollte es doch einmal passieren, dass Essig in die Augen gelangt, müssen sie sofort gründlich mit Wasser ausgespült werden. Dazu lauwarmes Wasser in die hohlen Hände geben und die Augen darin „baden", sodass der Essig ausgeschwemmt wird. Sollte dies nicht ausreichen, brennen und tränen die Augen also weiter, muss unbedingt ein Arzt aufgesucht werden.

Und noch ein Hinweis: Wenn nicht anders angegeben, kann für Naturkosmetik ein einfacher klarer Apfelessig verwendet werden. Die Trübstoffe stören bei vielen Anwendungen, etwa, wenn die Essigspülung in den Haaren verbleibt – und damit auch die Trübstoffe. Oder wenn die Essiglösung mithilfe einer Sprühflasche aufgetragen wird. Die Schwebstoffe verstopfen die Düsen nur. Auch wirken bei Anwendungen auf der Haut vor allem die Säuren. Diese sind in jedem Apfelessig enthalten, egal ob preiswert oder teuer.

Apfelessig fürs Gesicht

Grundlage der täglichen Gesichtspflege ist die Reinigung der Haut. Hierbei werden Talg und Schmutz entfernt. Apfelessig ist ein guter und zudem preiswerter Gesichtsreiniger. Gibt man ihn verdünnt auf die Haut, wird sie zugleich auch leicht desinfiziert. Das ist nützlich, etwa bei Pickeln und Hautunreinheiten. Durch die im Essig enthaltenen Fruchtsäuren zieht sich die Haut außerdem ein wenig zusammen, das beugt der unerwünschten Talgbildung vor, die die Haut unschön glänzen lässt.

In den folgenden Rezepten wird Apfelessig zumeist mit Wasser verdünnt angewendet. So ist die Wirkung zwar etwas schwächer, aber die Anwendung auch sicherer. Denn bei empfindlicher Haut kann es durch Säure auch zu Reizungen und Rötungen kommen.

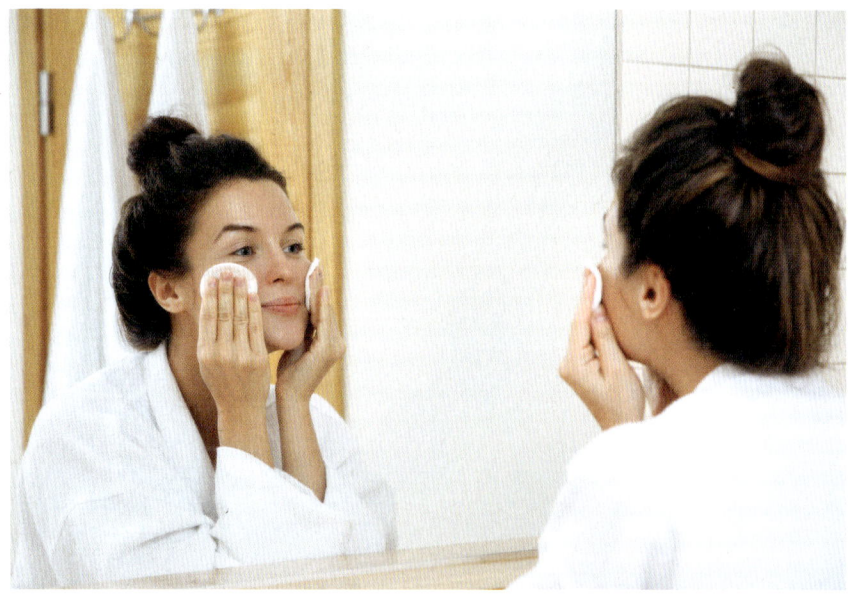

Basisgesichtswasser

Ohne Reinigung keine Pflege. Für ein selbst hergestelltes Gesichtswasser benötigt man nur zwei Zutaten: Apfelessig und Wasser. Günstiger geht es nicht.

So pflegt Apfelessig

- *Apfelessig und Wasser werden zu gleichen Teilen gemischt. Diese Lösung morgens und abends vor dem Auftragen der Gesichtscreme mit einem Wattepad auf das Gesicht tupfen und kurz einwirken lassen. Dann abwaschen. Dabei unbedingt die Augen aussparen oder kurz schließen, damit keine Säure in die Augen gelangt. Der Essigduft verfliegt nach kurzer Zeit. Man muss also keine Sorge haben, den ganzen Tag nach Essig zu riechen.*

- *Dieses einfache Gesichtswasser mit leicht fruchtigem Aroma benötigt an sich keine weiteren Duftstoffe. Wer es dennoch parfümieren möchte, kann es mit einigen Tropfen naturreinem Limettenöl (Bioladen, Drogerie) verfeinern oder mit Rosenduft aromatisieren. Dazu gibt man eine gute Handvoll getrocknete Rosenblätter in ein Schraubglas, übergießt sie mit je 200 ml Apfelessig und Wasser und lässt das Ganze verschlossen ein bis zwei Wochen ziehen. Anschließend abseihen und das Rosenwasser in ein Fläschchen mit Pumpzerstäuber füllen. Rosenblätter gibt es in gut sortierten Drogerien und Naturkosmetikfachgeschäften, man kann sie aber auch einfach selber trocknen.*

- *Das Gesichtswasser wird am besten gleich in einer größeren Menge auf Vorrat hergestellt, da es zweimal täglich verwendet wird. So ist immer etwas zur Hand.*

Gesichtswasser bei Problemhaut

Wer unter unreiner, zu Entzündungen neigender oder sehr trockener Haut leidet, kann sich ein nährendes Gesichtswasser mit guten Pflanzenauszügen selbst herstellen. Bei unreiner Haut helfen Kamille, Ringelblume oder Eukalyptus, bei entzündlicher Haut Lavendelblüten. Sehr trockener Haut begegnet man am besten mit Frauenmantel.

So pflegt Apfelessig

- *Je nach Hautproblem wird etwa eine Handvoll der jeweiligen Blüten oder Blätter in ein großes Glas mit Schraubdeckel oder Bügelverschluss gegeben. Sie werden mit 250 ml Apfelessig aufgegossen und verschlossen und dann ca. 14 Tage*

stehen gelassen. Danach die Blätter abseihen, dabei die Flüssigkeit auffangen. Diesen Auszug mit der gleichen Menge Wasser mischen und in eine Flasche mit engem Hals oder mit Pumpzerstäuber füllen. Morgens und abends die Haut damit betupfen oder dünn einsprühen. Anschließend etwa fünf Minuten einwirken lassen.

Erfrischendes Gesichtsspray

Eine tolle Sache an schwülwarmen Tagen ist ein erfrischendes Apfelessig-Spray mit Pfefferminz- oder Zitronenmelissenduft. Bei Bedarf lässt es sich auch unterwegs auf die Haut sprühen.

So pflegt Apfelessig

➢ *Frische Blättchen von Minze oder Zitronenmelisse in ein Glas mit Schraubdeckel geben. ⅓ Apfelessig und ⅔ Wasser mischen. Die Blätter mit dem Essigwasser übergießen und ca. 14 Tage verschlossen ziehen lassen. Dann die Blätter abseihen, die Flüssigkeit in ein ausgedientes Fläschchen mit Pumpzerstäuber füllen (alternativ geht auch eine Flasche mit engem Hals). Bei Bedarf auf die erhitzte Haut sprühen. Der Essig kann auch auf eine Kompresse geträufelt werden, die etwa zehn Minuten auf das Gesicht gelegt wird.*

Coole Gesichtsmaske

Den extra Kick Feuchtigkeit spendet eine Gesichtsmaske, die aus Gurke, Weizenkleie und Apfelessig hergestellt wird. Sie eignet sich insbesondere für trockene Haut. An heißen Tagen ist sie toll, da ihre Wirkung längere Zeit anhält.

So pflegt Apfelessig

➢ *100 g Gurke in Stücke schneiden und mit der Schale pürieren. 1 EL Weizenkleie und 1 EL Apfelessig dazugeben und alles gut vermischen. Eventuell noch etwas Kleie dazugeben, wenn die Masse zu dünn ist; es soll eine schöne streichfähige Paste entstehen. Die Gurken-Essig-Maske am besten abends nach der Gesichtsreinigung auftragen und mindestens eine Stunde einwirken lassen. Dann alles mit warmem Wasser abspülen.*

Heilende Gesichtsmaske

Bei fetter, zu Unreinheiten neigender Haut, kann eine Maske mit Heilerde und Essig das Hautbild verbessern. Heilerde und Essig wirken gegen unerwünschte Mikroorganismen, Heilerde zieht zudem das Fett aus der Haut.

So pflegt Apfelessig

➢ *3 EL feine Heilerde (Drogerie, Bioladen, Reformhaus), 1 EL Apfelessig und 3 EL Bierhefe (Reformhaus, Bioladen) verrühren. So viel Wasser hinzufügen, bis eine streichfähige, eher dickliche Masse entstanden ist. Die Paste auf das Gesicht auftragen, dabei die Augen aussparen. Mindestens eine Stunde einwirken lassen. Dann gründlich mit Wasser abspülen.*

Maske für trockene Haut

Trockener Haut fehlen in der Regel Feuchtigkeit und Fett. Eine Maske, die beides liefert und zudem die Durchblutung fördert, wie es der Apfelessig kann, macht müde Haut munter.

So pflegt Apfelessig

➢ *Ein frisches Eigelb, eine kleine, zerdrückte Banane und 1 EL Apfelessig miteinander vermengen. Je nach Konsistenz 2 bis 3 EL Olivenöl oder Distelöl unterrühren. Die Masse sollte eine pastöse Konsistenz haben.*

➢ *Die Maske am besten abends auftragen. Dazu zunächst die Haut mit Essiggesichtswasser reinigen (siehe das Rezept auf Seite 145). Dann die Paste gleichmäßig auf dem Gesicht verteilen (dabei die Augen großzügig aussparen) und etwa eine halbe Stunde einwirken lassen. Mit warmem Wasser vorsichtig abwaschen. Sollte sich die Haut danach leicht fettig anfühlen, nicht abreiben. Das Fett kann auf der Haut verbleiben und diese über Nacht weiter nähren.*

Apfelessig-Peeling pur

Ständig stößt die Haut abgestorbene Zellen ab. Mithilfe eines Peelings können sie gut entfernt werden. Das wiederum erleichtert die Hauterneuerung und -pflege. Ein selbst gemachtes Peeling mit Apfelessig ist hier hilfreich. Denn die enthaltenen Fruchtsäuren beseitigen Hautschüppchen sanft. Obendrein ist es auch umweltverträglicher. Denn Peelings aus der Drogerie können Kunststoffpartikel als „Schleifkörper" enthalten. Umstrittenes Mikroplastik wird hier zwar nicht mehr eingesetzt, wie ein Öko-Test vom Oktober 2020 zeigt, doch verwenden Kosmetikfirmen nun teilweise andere Kunststoffteilchen, die nicht unter die Definition für Mikroplastik fallen (also nicht wasserunlöslich und kleiner als fünf Millimeter sind). Zum Zuge kommen zum Beispiel Silikone und andere sogenannte Polymere, die in der Umwelt aber ebenfalls schwer abbaubar sind. Für ein Apfelessig-Peeling wird hingegen nichts weiter benötigt als Wasser und Essig.

So pflegt Apfelessig

> *Um die Haut auf das Peeling vorzubereiten, ist es gut, wenn sich die Hautporen zunächst öffnen. Dafür wird ca. ½ l Wasser in einem Topf erhitzt. Darin wird dann ein kleines Handtuch oder ein Wachlappen aus Baumwolle eingetaucht und anschließend so ausgewrungen, dass die Flüssigkeit wieder im Topf aufgefangen wird. Das warme Tuch für einige Minuten auf das Gesicht legen. Durch die Wärme öffnen sich die Hautporen und die ersten Schuppen werden gelöst. Anschließend 2 EL Apfelessig in das warme Wasser einrühren und ein dünneres Tuch, z. B. aus Leinen, in dem Essigwasser tränken. Das Tuch auswringen und für fünf Minuten auf das erwärmte Gesicht legen. Dann das Gesicht kurz mit Wasser abwaschen und mit einem festen Baumwolltuch die Hautschüppchen kräftig abrubbeln. Die Haut zum Abschluss mit der gewohnten Tagespflege eincremen.*

Apfelessig-Kosmetik für Männer

Nicht nur für Frauen ist Apfelessig als Kosmetikum interessant, sondern auch für Männer. Insbesondere bei allen Anwendungen rund um die Rasur tut er der Haut gut.

Aftershave

Zur Beruhigung der Haut und zum Schutz vor Entzündungen wird nach der Rasur meist ein Rasierwasser oder Aftershave auf das Gesicht aufgetragen. Zwar gibt es gute Naturkosmetikprodukte, die zum Beispiel ohne unerwünschte Aluminiumsalze und künstliche Duftstoffe auskommen, aber auch Apfelessig kann die Haut nach der Rasur beruhigen, sogar einem sogenannten Rasurbrand vorbeugen oder ihn „löschen" (siehe Seite 150), schließlich wirkt er desinfizierend und keimtötend.

Die Wirkung kann durch Zugabe von ätherischen Ölen, die eine entzündungshemmende Wirkung haben, verbessert werden. Zudem unterstützen Zusätze von Hamamelis, Salbei, Tannenspitzen oder Ringelblume die adstringierende, also die Haut zusammenziehende Wirkung. Dadurch wird diese vor unerwünschten Keimen geschützt. Alle Zutaten sind im Bioladen, in Apotheken oder Drogerien erhältlich oder finden sich, wie Ringelblumenblätter, vielleicht sogar im eigenen Garten. Das apfelige Aftershave ist schnell zubereitet und kann gut auf Vorrat hergestellt werden, da es durch die Säure aus dem Essig sehr lange haltbar ist.

So pflegt Apfelessig

➤ *300 ml Apfelessig werden mit 150 ml Hamameliswasser verrührt. Die Lösung wird dann mit einigen Tropfen ätherischem Öl mit entzündungshemmender Wirkung, z. B. Teebaum- oder Lavendelöl, in einem kleinen Krug gründlich ver-*

mischt. Anschließend das Aftershave in eine Glasflasche mit schmalem Hals und Deckel füllen, aus dem es sich später gut tröpfchenweise entnehmen lässt. Das Einfüllen geht am besten mithilfe eines kleinen Trichters. Das Apfelessig-Rasierwasser vor der Verwendung gut schütteln.

Hilfe bei Rasurbrand

Kommt es doch einmal zum sogenannten Rasurbrand, rötet sich die Haut also nach dem Rasieren und beginnt höllisch zu jucken und zu brennen, gibt es Abhilfe aus der Naturkosmetik.

So pflegt Apfelessig

➢ Zum „Löschen" etwas unverdünnten Apfelessig auf ein Wattepad geben. Damit die geröteten Hautstellen vorsichtig betupfen. Nach etwa einer halben Stunde sollte sich die Haut beruhigt haben.

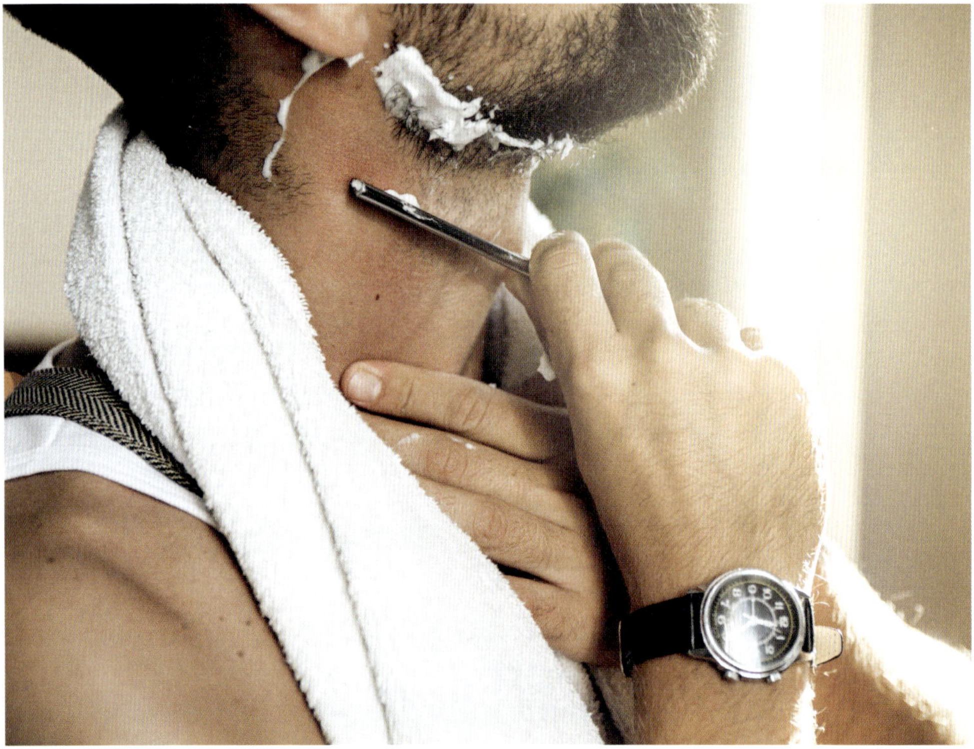

Apfelessig fürs Haar

Waschen lassen sich die Haare mit Apfelessig zwar nicht, aber mithilfe einer Essigspülung erhalten sie einen schönen Glanz. Eine solche Spülung ist auch unerlässlich, wenn zum Haarewaschen eine sogenannte Haarseife verwendet wird. Wie bei einer Handseife handelt es sich dabei um ein festes Seifenstück, das aber speziell für die Reinigung der Haare gedacht ist. Es lässt sich damit also Fett und Schmutz aus den Haaren waschen. Doch muss man aufpassen. Die Seife verbindet sich mit dem Kalk aus dem Wasser. Dieser Mix verbleibt in den Haaren und der Schopf wirkt strähnig und stumpf. Das ist nicht gerade das, was man sich nach der Haarwäsche wünscht. Darum wird eine sogenannte saure Rinse benötigt.

Wozu das Ganze? Da die neuen Haarwaschstücke kein Wasser enthalten, wird nur das gekauft, was wirklich zum Haarewaschen benötigt wird: Seife. Auch aufwendige Verpackungen aus Kunststoff entfallen.

Saure Rinse & andere Apfelessig-Spülungen

Bei der sauren Rinse – übersetzt „saure Spülung" – kommt der Apfelessig ins Spiel. Denn seine Säure bindet die Kalkrückstände in den Haaren und auf der Kopfhaut, mit dem Ausspülen werden sie entfernt. Zugleich wird die Haarstruktur geglättet und somit gut kämmbar. Und Ihr Haar glänzt.

So pflegt Apfelessig

➤ *Für die saure Rinse je nach Haarlänge ½ bis 1 EL Apfelessig mit ½ bzw. 1 l Wasser mischen. Diese Mischung in das gewaschene Haar geben, und zwar so, dass Haare und Kopfhaut damit getränkt werden. Anschließend die Haare ausschütteln, jedoch die Spülung nicht auswaschen. Dann das feuchte Haar mit einem Badetuch abtrocknen. Keine Sorge, der saure Geruch verfliegt nach kurzer Zeit.*

- *Bei fettiger, schuppiger Kopfhaut hilft es, den Essiganteil in der Spülung um 1 bis 2 TL Essig zu erhöhen. Die Spülung wird ansonsten aber wie die saure Rinse angewendet. Doch Vorsicht: Sollte sich die Talgproduktion auf dem Kopf unter dieser Behandlung verstärken – dies macht sich als fettiges Gefühl auf dem Kopf bemerkbar –, die Spülung vollständig auswaschen und nicht auf dem Kopf belassen.*

- *Eine Spülung, die Schuppen reduziert, gereizte Kopfhaut beruhigt und dem Haar Glanz verleiht, erhält man durch Zugabe von Klettenwurzeln. Um das Naturmittel jederzeit zur Hand zu haben, kann die Spülung auf Vorrat hergestellt werden. Dafür 250 ml Wasser mit einer Handvoll Klettenwurzeln (aus der Apotheke) etwa eine halbe Stunde lang kochen, die Kräuter abseihen und den Sud mit 1 l Apfelessig mischen. Alles in eine Flasche mit Schraubverschluss füllen. Die Spülung dann nach der Haarwäsche auf den Kopf geben und ein wenig einmassieren. Etwa fünf Minuten einwirken lassen, um alle Schuppen zu lösen. Danach gründlich auswaschen. Die Spülung so oft anwenden, bis sich die Schuppen sichtbar reduziert haben.*

- *Und nochmals der Hinweis: Essigspülungen immer mit fest geschlossenen Augen und zurückgeneigtem Kopf anwenden.*

Haarseifen waschen anders

Die Haarpflege mit einer Haarseife ist etwas anderes als die mit einem herkömmlichen Shampoo oder einem Shampoo-Bar (das ist ein Seifenstück, das wie ein Shampoo Tenside, also waschaktive Substanzen enthält und somit keine saure Rinse benötigt). Die Haare müssen sich erst umgewöhnen und sehen anfangs vielleicht nicht so schön, eher matt und strubbelig aus. Das gibt sich aber und sollte daher kein Grund sein, Haarseife nicht auszuprobieren. Nach einigen Haarwäschen ist die Umstellung abgeschlossen, die Haare wirken kräftiger und zeigen einen schönen Glanz.

Honig-Essig-Haarfestiger

Bei der Vorstellung, Honig in die Haare zu schmieren, denkt man wohl zuerst an einen klebrigen Kopf. Doch in Kombination mit Essig ist Honig gar nicht mehr klebrig. Der Honig-Essig-Festiger stabilisiert und stärkt vielmehr die Haare, sodass sie sich gut föhnen und einlegen lassen. Schöne Tollen lassen sich damit zwar nicht herstellen, leichte Föhnfrisuren bekommt man aber gut hin.

So pflegt Apfelessig

➤ 1 EL Honig in ¾ l Wasser unter Rühren erwärmen. Dann einen Spritzer Apfelessig zugeben und alles gut vermischen. Die Mixtur in das gewaschene und gut abgetrocknete Haar massieren. Anschließend frisieren.

➤ Statt Wasser kann auch Bier verwendet werden, das noch etwas mehr Festigkeit gibt.

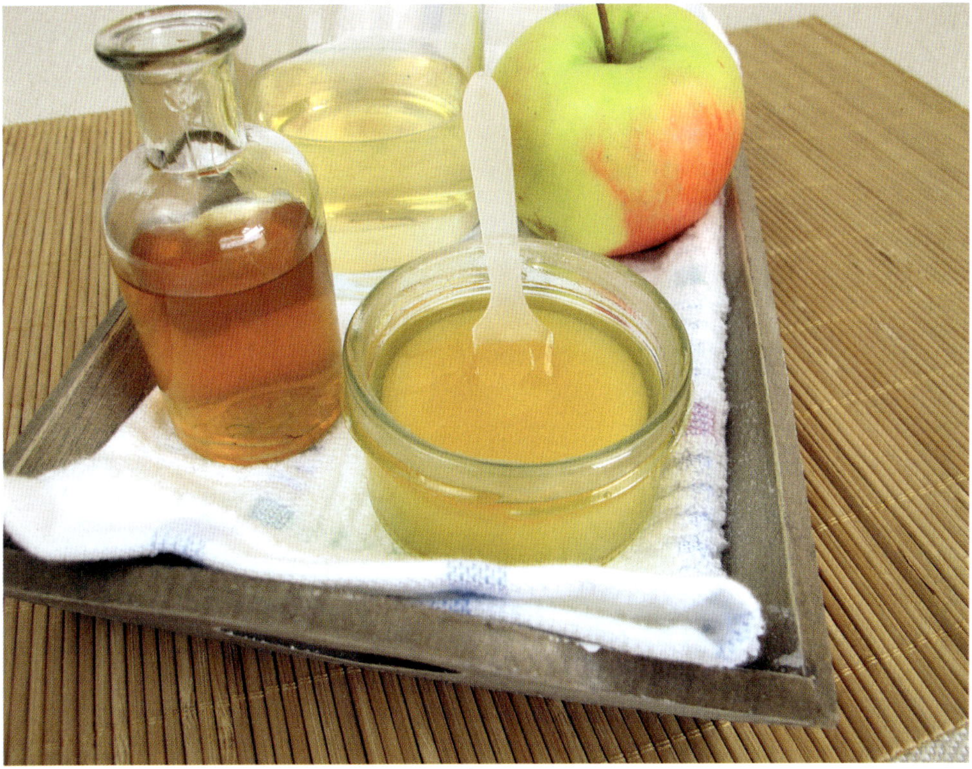

Ganzkörperpflege mit Apfelessig

Nicht nur Gesicht und Haare lassen sich mit Apfelessig pflegen, er tut dem ganzen Körper gut, besser gesagt der Haut von Kopf bis Fuß. Wird diese mit Essigwasser abgerieben, kurbelt das die Durchblutung an, was erfrischend wirkt. Badet man die Füße darin, macht der Essig müde Füße munter. Durch die desinfizierende Wirkung kann er wie ein Deo auch unangenehmen Gerüchen vorbeugen und diese beseitigen.

Frische Apfelessig-Waschung

Im Sommer, wenn es tagsüber schwülwarm ist, wirkt eine Essig-„Abreibung" wahre Wunder. Sie ist belebend und reduziert auch den Schweißfluss ein wenig.

So pflegt Apfelessig

> 1 l Wasser wird mit 3 EL Apfelessig in einer Schüssel vermischt. Damit wird dann der ganze Körper abgerieben. Das geht am besten, wenn die Mischung nach dem Duschen mit einem Waschlappen von Kopf bis Fuß in kreisenden Bewegungen aufgetragen wird. Sie sollte nicht abgespült werden, da so die Wirkung länger anhält.

Deodorant

Schwitzen ist eine normale Reaktion des Körpers. Ins Schwitzen kommt man vor allem bei Hitze, beim Sport durch die Bewegung, aber auch unter Stress und in den Wechseljahren. Der Schweißfluss sollte jedoch nicht unterdrückt werden, wie es manche käuflichen Deodorants machen, indem sie die Hautporen verengen. Das kann den Schweißgeruch mindern, der entsteht, wenn die Bakterien unter den Achseln den Schweiß zersetzen. Hier kann aber ein selbst hergestelltes Essigdeo Abhilfe schaffen. Es überdeckt unangenehme Gerüche und rückt auch Bakterien zu Leibe, die die Düfte hervorrufen. Die Deolösungen lassen sich einfach aus Apfelessig und Wasser herstellen. Wer mag, gibt einige Heilkräuter dazu. Sie intensivieren die Wirkung.

So pflegt Apfelessig

> *Das Apfelessig-Deo stellt man am besten auf Vorrat her. So ist es immer zur Hand, wenn es gebraucht wird. Dafür werden Essig und Wasser im Verhältnis 1:10 gemischt und am besten in eine ausgediente Sprühflasche gefüllt. Das Apfeldeo wie gewohnt nach dem Waschen unter die Achseln sprühen oder tupfen.*

> *Eine schweißreduzierende Wirkung wird durch Zugabe von Kräutern erzielt. Hamamelis, Salbei, Tannenspitzen und Ringelblume wirken adstringierend, ziehen also die Hautporen ein wenig zusammen und reduzieren so den Schweißfluss. Aber keine Sorge, sie wirken nicht so massiv wie chemische Deos, die den Schweißfluss fast vollständig unterbinden.*

> *Lavendel beruhigt zudem verletzte Haut, etwa, wenn es bei der Rasur zu kleinen Schnitten gekommen ist.*

> *Um ein Deo mit Heilkräutern herzustellen, wird eine Handvoll des jeweiligen Krauts in ein Schraubglas gegeben, dieses mit Apfelessig aufgefüllt und alles vier bis sechs Wochen unter gelegentlichem, vorsichtigem Schütteln stehen gelassen. Anschließend werden die Kräuter mithilfe eines feinen Siebes abgeseiht, die Tinktur in eine Flasche mit Sprühkopf gefüllt und mit der gleichen Menge Wasser aufgefüllt. Das Deo unter die Achseln sprühen oder reiben.*

Apfelessig-Massagen

Sie wirken nicht nur belebend und erfrischend. Durch eine Massage mit Apfelessig wird auch der Säureschutzmantel der Haut reguliert. Er verändert sich durch intensive Reinigung mit Duschgel oder Seife. Die Haut trocknet aus, wird rissig und somit anfälliger für Bakterien und Pilze, die sich auf rauer, vorgeschädigter Haut besonders gut festsetzen können. Entzündungen können die Folge sein.

So pflegt Apfelessig

- Eine einfache Apfelessig-Lösung zum Massieren oder Einreiben wird aus 7 EL Apfelessig auf 1 l Wasser hergestellt. Den Körper damit einreiben. Dabei die Flüssigkeit in kreisförmigen Bewegungen in die Haut einmassieren. Man beginnt bei den Füßen bzw. Händen und arbeitet sich dann in Richtung Herz vor. Massiert wird so lange, bis die Flüssigkeit vollständig eingezogen ist. Danach nicht abduschen.
- Noch einfacher geht´s, wenn dem Badewasser Apfelessig zugegeben wird. Je Wannenfüllung werden zum Ende des Bades etwa zwei Tassen Apfelessig in das lauwarme Badewasser gemischt. Darin etwa fünf Minuten liegen bleiben. Dann, ohne abzuduschen, aus der Wanne steigen und die Haut ein wenig massieren.
- Das Massieren mit Essigwasser ist etwas mühsamer als mit Öl, da es nicht so gut einzieht. Einfacher wird´s, wenn man einige Tropfen Massageöl in die Hand gibt und mit der Essiglösung verreibt.

Bäder

Das einfachste Apfelessig-Bad besteht nur aus Badewasser plus Essig. Es lassen sich aber auch noch Kräuter wie Rosmarin oder Melisse zugeben, die ihre ganz eigenen wohltuenden Wirkungen auf den Körper haben.

So pflegt Apfelessig

- Ein bis zwei Tassen Apfelessig in eine Wannenfüllung mit nicht zu heißem Wasser geben und alles umrühren. Die Mischung etwa zehn Minuten in die Haut einwirken lassen, dies gegebenenfalls durch sanfte Massagebewegungen unterstützen. Nach dem Baden nicht abduschen.
- Bei unreiner und gereizter Haut hilft ein Bad mit Cystus und Apfelessig. Cystus, ein Zitrosengewächs aus dem Mittelmeerraum, wirkt entzündungshemmend. Es gibt Cystus als fertigen Sud in der Apotheke. Davon werden zwei Schnapsgläser ins mäßig warme Badewasser gegeben und zwei Schnapsgläser Apfelessig zugefügt. Die Lösung etwa zehn Minuten in die Haut einwirken lassen, dann abspülen.
- Beruhigend und durchblutungsfördernd wirkt ein Rosmarin-Melisse-Bad mit Apfelessig. Anders als bei Cystus muss der Kräutersud aber erst hergestellt werden, braucht also etwas Vorlauf. Für den Sud 1 EL Rosmarin und 3 EL Melisseblät-

ter (Bioladen, Reformhaus) mit 250 ml Apfelessig in ein Schraubglas geben und verschlossen ca. zwei Wochen ziehen lassen. Ab und an schwenken, damit der Essig die Wirkstoffe aus den Kräutern gut herausziehen kann. Dann abseihen und den Sud mit 1 EL Oliven- oder Distelöl vermischen. Davon ein Schnapsglas voll in das warme Badewasser geben und das Bad zehn Minuten genießen. Den übrigen Sud im Kühlschrank aufbewahren.

Körperpeeling

Um abgestorbene Zellen von der Haut zu entfernen, ist ein Körperpeeling mit Apfelessig eine gute Wahl. Die darin enthaltenen Fruchtsäuren eliminieren Hautschüppchen sanft und wirken zudem einer übermäßigen Talgproduktion entgegen. Sie sind aber nicht nur sanfter als fertige Peelings mit Schleifpartikeln aus synthetischen Materialien, sondern auch umweltgerecht (siehe auch Seite 148 für ein Gesichtspeeling).

So pflegt Apfelessig

➢ *Ein Apfelessig-Peeling kann am einfachsten nach einem Saunagang durchgeführt werden. Dann sind die Hautporen geöffnet und besonders aufnahmebereit. Wer gerade nicht saunt, kann auch heiß duschen.*

➢ *Das Peeling wird aus 1 l Wasser und 4 EL Apfelessig hergestellt. Wird es in der Sauna verwendet, kann man es einfach in einer Flasche mitnehmen. Es wird dann nach dem letzten Saunagang auf die Haut aufgetragen. Mit einem trockenen, eher festen Handtuch abrubbeln. Anschließend kurz lauwarm duschen, um die Hautschuppen abzuspülen.*

Apfelessig für die Hände

Die Haut an den Händen wird sehr stark beansprucht. Sie muss darum besonders gut gepflegt werden. Günstiger als teure Handcremes und Lotionen ist eine selbst gemachte Apfelessig-Pflege. Auch zum Reinigen eignet sie sich.

Handreinigung

Normalerweise reichen Wasser und Seife aus, um Schmutz oder auch Keime von den Händen zu entfernen. Ist der Dreck besonders hartnäckig, braucht es etwas mehr Unterstützung. Ein selbst gemachtes Handwaschmittel aus Apfelessig und Kaffeesatz entfernt hartnäckigen Schmutz und desinfiziert die Haut zudem.

So pflegt Apfelessig

> *Eine halbe Tasse Apfelessig mit etwas Kaffeesatz vermischen, sodass eine Paste entsteht. Damit die dreckigen Hände gründlich reinigen, bis der Schmutz entfernt ist. Dann kurz abspülen.*

> *Damit die Haut nicht austrocknet, anschließend eine Apfelessig-Handpflege verwenden (siehe das nächste Rezept).*

Handpflege

Es muss keine teure Handcreme sein. Eine Mischung aus Apfelessig und Pflanzenöl schützt beanspruchte Haut, gibt ihr Fett und Feuchtigkeit nach dem Waschen zurück und beugt auch einem rauen Hautgefühl vor.

So pflegt Apfelessig

- *100 ml Apfelessig und 300 ml Pflanzenöl (z. B. Olivenöl, Distelöl) gut verrühren. In eine ausgediente Ölflasche mit kleiner Öffnung oder Pumpspender füllen oder in ein Glas mit Deckel geben. Bei Bedarf eine kleine Menge der Handpflege in die Handflächen geben und gut einmassieren.*

- *Diese Handpflege lässt sich auch gut auf Vorrat herstellen. Dafür einfach eine größere Menge mischen und alles in ein Schraubglas füllen. Durch die Säuren ist die Flüssigkeit lange haltbar.*

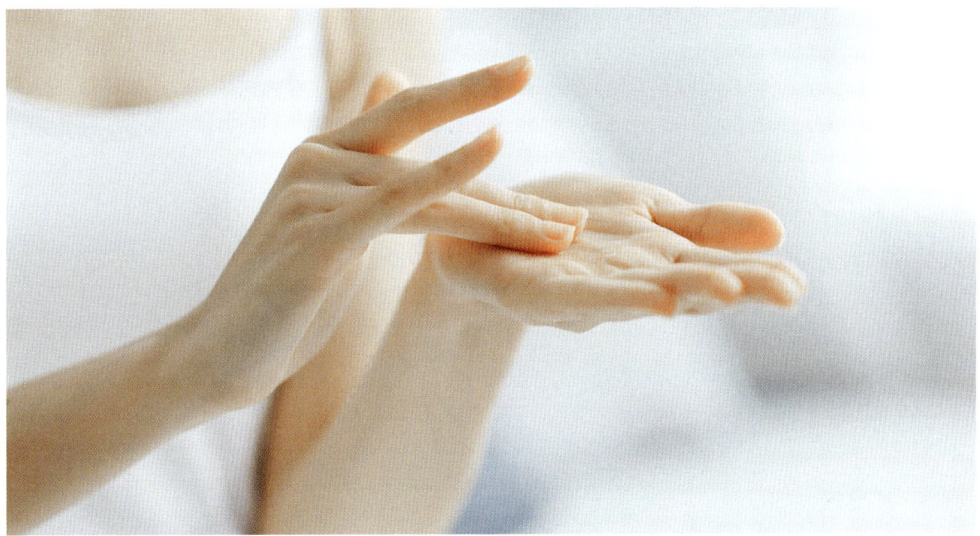

Apfelessig für die Füße

Im Schuhwerk werden die Füße zwar vor äußeren Einflüssen wie Glasscherben und Steinen geschützt, aber auch ganz schön strapaziert. Denn in Schuhen ist es relativ warm und eng. Manchmal „wehren" die Füße sich, indem sie Schweiß absondern und zu „Käsefüßen" werden. Aber auch Pilzinfektionen (Fußpilz) können eine Folge sein (siehe dazu Kapitel 4). Apfelessig erfrischt müde Füße nicht nur, er hat auch eine antibakterielle und antimykotische (pilztötende) Wirkung.

Apfelessig-Fußbad

Gegen Fußschweiß helfen regelmäßige Fußbäder. Gibt man verschiedene pflanzliche Zusätze hinzu, können noch weitere Wirkungen erzielt werden.

So pflegt Apfelessig

- *Bei „Käsefüßen" schafft ein Fußbad Abhilfe. Es wird aus ¼ l Apfelessig und 3 l warmem Wasser hergestellt. Die Mischung in eine Schüssel geben und die Füße darin etwa 20 Minuten baden. Zwischendurch immer wieder mit den Zehen wackeln, damit das Apfelessig-Wasser überall hingelangt. Das Fußbad kann zur Vorbeugung einmal pro Woche durchgeführt werden, im Akutfall auch öfter. Sollte der „Duft" nicht nachlassen, die Hautärztin aufsuchen.*

- *Gibt man eine Handvoll Lavendelblüten ins Essigwasser, wirkt dies entspannend auf gestresste Füße. Kamille hat, wie auch Honig, Ringelblume und Teebaumöl, eine desinfizierende Wirkung. Salbeiblätter wirken übermäßiger Fußschweißbildung entgegen. (Ein Rezept gegen Fußpilz steht in Kapitel 4 auf Seite 78).*

- *Ist die Haut an den Füßen schuppig und trocken oder neigt sie zu Ekzemen, kann ein Zusatz Totes-Meer-Salz hilfreich sein. Dafür werden zum warmen Apfelessig-Bad noch 50 g Totes-Meer-Salz gegeben. Die Füße darin 20 Minuten baden. Danach gut abtrocknen, insbesondere zwischen den Zehen.*

Hornhautkiller Apfelessig

Verdickte Haut unter den Füßen, an Ballen und Ferse sieht nicht nur unschön aus, die Hornhaut kann auch rissig werden und dann beim Laufen starke Schmerzen verursachen. Darum sollte sie regelmäßig entfernt werden.

So pflegt Apfelessig

➢ *Eine leicht verdickte Hornhaut kann entfernt werden, indem man sie zunächst mithilfe eines Fußbades (siehe das Rezept auf Seite 160) einweicht. Anschließend wird die weiche Haut mit einer Hornhautfeile abgehobelt oder mit einem Bimsstein abgerieben.*

➢ *Hartnäckige Verdickungen können mit unverdünntem Apfelessig vorbehandelt werden. Dazu mehrmals am Tag den Apfelessig mit einem Waschlappen auf die betroffenen Stellen tupfen und einwirken lassen. Am Abend dann ein Apfelessig-Fußbad genießen und anschließend die Hornhaut von der eingeweichten Haut abhobeln. Danach die Füße dick eincremen, Baumwollsocken drüberziehen und ab ins Bett. So wird die Haut geschmeidig und weich.*

Erfrischendes Fußspray

Bei Schweißfüßen oder an heißen Tagen ist ein selbst gemachtes Apfelessig-Fußspray angenehm erfrischend.

So pflegt Apfelessig

➢ *Je 100 ml Apfelessig und Wasser mischen. Einige Tropfen Teebaum- und Lavendelöl (Bioladen, Drogerie) dazugeben. Alles gut mischen und in ein leeres Glasfläschchen mit Pumpzerstäuber füllen. Ein- bis zweimal täglich die Füße damit einsprühen. Wenn möglich, die Füße an der Luft trocknen lassen. Ansonsten sehr gut abtrocknen.*

Nachgeschmack

Nach der Lektüre von rund 100 Essig-Studien, dem Ausprobieren diverser Apfelessig-Rezepte für Küche und Bad und verschiedener Anwendungen bei gesundheitlichen Beschwerden bin ich nun weiter, was meine Haltung zum Apfelessig betrifft. Der apfelige Trank ist mir zwar nach wie vor zu sauer. Dennoch steht in unserer Küche jetzt immer eine Flasche guter Bio-Apfelessig. Schließlich gibt es recht milde und sehr saure Sorten – und ich habe natürlich eine mildere Sorte gekauft. Klar geworden ist mir außerdem, dass Apfelessig ein echter Allrounder ist. Er stellt nicht nur eine gute und preiswerte Zutat für die tägliche Körperpflege dar. Es lässt sich damit auch wunderbar kochen und gesund bleiben.

Natürlich heilt Apfelessig keine schweren Erkrankungen, wie manchmal behauptet wird. Aber der morgendliche Shot aus Apfelessig, etwas Honig und Wasser unterstützt den Körper in vielfältiger Weise, ob bei der Nahrungsverwertung oder den Darmfunktionen. Die gezielte Einnahme von Apfelessig hilft auch bei diversen leichten Beschwerden und seine Säure unterstützt nachweislich beim Abnehmen. Mehr geht kaum, oder?

Also, ran an den Apfelessig!

Weiterführende Literatur und Weblinks

Aykin, E., et al. (2015). Bioactive components of mother vinegar. Journal of the American College of Nutrition 34 (1), 80–9.

Budak, M. H., et al. (2012). Effects of Apple Cider Vinegars Produced With Different Techniques on Blood Lipids in High-Cholesterol-Fed Rats. Journal of Agricultural and Food Chemistry 59 (12), 6638–44.

Budak, N. H. A. C. Seydim et al. (2014). Functional Properties of Vinegar. Journal of Food Science 79, R757–764.

Bundesinstitut für Risikobewertung (2020). Kann das neuartige Coronavirus über Lebensmittel und Gegenstände übertragen werden? URL: https://www.bfr.bund.de/de/kann_das_neuartige_coronavirus_ueber_lebensmittel_und_gegenstaende_uebertragen_werden_-244062.html (zuletzt aufgerufen am 22.1.2021).

Chen, H., P. Giudici, F. Chen (2016). Vinegar Functions on Health: Constituents, Sources and Fermation Mechanisms. Comprehensive Reviews in Food Science and Food Safety 15, 1124¬38.

Darzi, J., et al. (2014). Influence of the tolerability of vinegar as an oral source of short-chain fatty acids on appetite control and food intake. International Journal of Obesity 38 (5), 675–81.

Deutsches Ärzteblatt (2016). Wie Essig bei Colitis ulcerosa helfen könnte. URL: https://www.aerzteblatt.de/nachrichten/65731/Wie-Essig-bei-Colitis-ulcerosa-helfen-koennte (zuletzt aufgerufen am 22.1.2021).

Gambon, D. L. (2012). Unhealthy Weight Loss: Erosion by Apple Cider Vinegar. Nederlands tijdschrift voor tandheelkunde 119 (12), 589–91.

Halima, B.H., et al. (2018). Apple Cider Vinegar Attenuates Oxidative Stress and Reduces the Risk of Obesity in High-Fat-Fed Male Wistar Rats. Journal of Medicinial Food 21 (1), 70–80.

Hellmiß, M. (2019). Natürlich heilen mit Apfelessig: Die besten Anwendungen für mehr Wohlbefinden. 3. Aufl. Südwest Verlag, München.

Hill, L. L., et al. (2005). Esophageal injury by apple cider vinegar tablets and subsequent evaluation of products. Journal of the American Dietetic Association 105 (7) 1141–44.

Honey, C. (2020). Wie Honig wirkt. Spektrum der Wissenschaft. URL: https://www.spektrum.de/news/wie-honig-wirkt/1761344 (zuletzt aufgerufen am 22.1.2021).

Jarvis, D. C. (1980). 5 x 20 Jahre leben. 26. Aufl. Hallwag Verlag, Bern und Stuttgart.

Johnson, J. (2019). Can apple cider vinegar treat ear infections? Medical News Today. URL: https://www.medicalnewstoday.com/articles/326855 (zuletzt aufgerufen am 22.1.2021).

Johnston, C. S., C. Gaas (2006). Vinegar: Medicinal Uses and Antiglycemic Effect. Medscape General Medicine 8 (2), 61.

Kalantar-Zadeh, K., et al. (2020). Considering the Effects of Microbiome and Diet on SARS-CoV-2 Infection: Nanotechnology Roles. ACS Nano 14 (5), 5179–82.

Kelebek, H., et al. (2017). Screening of bioactive components in grape and apple vinegars: Antioxidant and antimicrobial potential. Journal of the Institute of Brewing 123, 407–16.

Khezri, S. S., et al. (2018). Beneficial effects of Apple Cider Vinegar on weight management, Visceral Adiposity Index and lipid profile in overweight or obese subjects receiving restricted calorie diet: A randomized clinical trial. Journal of Functional Foods 43, 95–102.

Kondo, T., M. Kishi et al. (2009). Vinegar Intake Reduces Body Weight, Body Fat Mass, and Serum Triglyceride Levels in Obese Japanese Subjects. Bioscience, Biotechnology, Biochemistry 73 (8), 1837–43.

Ling, J., S. L. Mun et al. (2019). Health Benefits of Vinegars, in: A. Bekatorou (Ed.), Advances in Vinegar Production. CRC Press, Boca Raton, 379–408.

Lingenhöhl, D. (2017). Erste Hilfe: Was hilft am besten gegen Quallenstiche? Spektrum der Wissenschaft. URL: https://www.spektrum.de/news/was-hilft-am-besten-gegen-quallenstiche/1457713 (zuletzt aufgerufen am 22.1.2021).

Lütke, A. (2008). Essig vor dem Schlafengehen senkt morgendlichen Blutzucker. URL: https://www.diabetes-deutschland.de/archiv/archiv_5392.htm (zuletzt aufgerufen am 22.1.2021).

Ozen, B., M. Baser (2019). Vaginal Candidiasis Infection Treated Using Apple Cider Vinegar: A case report. Alternative Therapies in Health and Medicine 25 (5), 57–59.

Pätzold, M., et al. (2005). Untersuchung ausgewählter Inhaltsstoffe in Apfel- und Weinessigen. Ernährungs-Umschau 52 (7), 265–71.

Peters, A., P. Krumbholz, C. Stäubert et al. (2019). Metabolites of lactic acid bacteria present in fermented foods are highly potent agonists of human hydroxycarboxylic acid receptor 3. PLOS Genetics 15 (5), e1008145.

Sabersky, A. (2019). Besser essen ohne Zusatzstoffe. Oekom Verlag, München.

Sabersky, A. (2017). Einfach fermentieren: Gesund durch fermentiertes Superfood. Heyne Verlag, München.

Shishehbor, F., et al. (2017). Vinegar Consumption Can Attenuate Postprandial Glucose and Insulin Responces: A Stystematic Review and Meta-Analysis of Clinical Trials. Diabetes Research and Clinical Practice (127), 1–9.

Shmerling, R. H. (2018). Apple cider vinegar diet: Does it really work? URL: https://www.health.harvard.edu/blog/apple-cider-vinegar-diet-does-it-really-work-2018042513703 (zuletzt aufgerufen am 22.1.2021).

Siner, R. (2011). Säure-Basen-Haushalt und Ernährung. Ernährungs-Umschau (10), 562–68.

Smarticular (Hg.) (2020). Das Essig-Handbuch. Smarticular Verlag, Berlin.

Song, J., J.-H. Zhang et al. (2019). Analysis of microbial diversity in apple vinegar fermentation process through 16s rDNA sequencing. Food Science and Nutritient 7, 1230–38.

Štornik, A., et al. (2016). Comparison of Cultivable Acetic Acid Bacterial Microbiota in Organic and Conventional Apple Cider Vinegar. Food Technology & Biotechnology 54 (1), 113–19.

Strauß, G. (2014). Keimreduktion durch essighaltige Salatdressings. Ernährungs-Umschau (1), S1–S4.

Thalmeier, G. (2020). Die Kulturgeschichte des Essigs in Mitteleuropa. Unveröffentlichte Dissertation, Ludwig-Maximilians-Universität München.

Verbraucherzentrale Bundesverband (2020). Mit der Wirkung ist es (Apfel)Essig. URL: https://www.verbraucherzentrale.de/wissen/lebensmittel/nahrungsergaenzungsmittel/mit-der-wirkung-ist-es-apfel-essig-8550 (zuletzt aufgerufen am 22.1.2021).

Wolz, L. (2019). Hilft Apfelessig beim Abnehmen? URL: https://www.stern.de/gesundheit/diaet--apfelessig-hilft-beim-abnehmen--stimmt-das--6815164.html (zuletzt aufgerufen am 22.1.2021).

Xia, T., W. Duan et al. (2020). Nutrients and bioactive compounds from vinegar: A fermented and functinal food. Journal of functional food 64, 1–14.

Yagnik, D., et al. (2018). Antimicrobial activity of apple cider vinegar against Escherischia coli, Staphylococcus aureus and Candida albicans; downregulating cytokine and microbial protein expression. Scientific Reports 8, 1732.

Zinn, M. K., D. Bockmühl (2020). Did granny know best? Evaluating the antibacterial, antifungal and antiviral efficacy of acetic acid for home care procedures. BMC Microbiology 20, 265.

Register

A
Abnehmen 68f., 95
Abschürfungen 87
Aceto balsamico 114
Acetobacter xylinum 89
Acetyl-CoA 20
Aftershave 149f.
Alpha-Amylase 72
Aluminiumsalze 149
Ansatzessig 22
Antazida 73
Antike 19, 21
Antriebsschwäche 82
Apfelessig-Forschung 11, 25, 53
Apfelessig-Geschmack 113f.
Apfel-Essig-Mischungen 43
Apfelessig-Pillen 88, 99
Apfelessig-Shots 44
Apfelessig-Wasser 23, 65, 66, 71, 74, 88, 93, 94
Apfelsaftkonzentrat 39, 40, 43, 114
Äpfelsäure 53
Arsen 61f.
Ascorbinsäure 43, *siehe auch* Vitamin C
Augen 143
Aykin, Elif 58

B
Backpulver 110
Backtriebmittel 110
Bacteriocine 55
Bäder 156f.
Bakterien 11, 28, 29, 34, 41, 54f., 56, 57f., 60, 61, 63, 66, 71, 72, 73, 74, 75, 83, 84, 91, 93f., 102f., 105, 107, 141, 154f., *siehe auch* Essigbakterien, Essigsäurebakterien, Keime, Milchsäurebakterien
Ballaststoffe 33, 40, 51, 58, 59, 61, 72, 90
Balsamapfelessig 114
Basenfasten 98
Bekömmlichkeit 70, 89, 96, 111
Bifidobakterium 74
Bio-Apfelessig 42, 43, 60
Blähungen 70, 111
Blasenentzündung 68, 71
Blei 61f.
Blutgerinnung 58, 87
Bluthochdruck 23, 58, 71, 96
Blutzuckeranstieg 54, 69
Blutzuckerspiegel-Regulation 72, 79, 96
Blutzuckerwerte 72, 75
Bockmühl, Dirk 54, 105, 107
Bragg, Patricia 24
Bragg, Paul C. 24
Brandwunden 90
Brausen mit Apfelessig 25
Buchner, Eduard 20
Budak, Nilgün 58
Bundesinstitut für Risikobewertung (BfR) 102f., 105, 106
Bündnis für eine enkeltaugliche Landwirtschaft 107
Buttersäure 72

C

Cadmium 61f.
Caffeinsäure 53
Candida albicans 91, 166
Chemische und Veterinäruntersuchungsämter Baden-Württembergs (CVUAs) 107
Chen, Hengye 52
Chlorogensäure 53, 57, 58
Cholesterin 57, 72
Cholesterinspiegel 54, 61, 63, 69
Chrom 61
Clusterkopfschmerz 81f.
Colitis ulcerosa 74
Corona 19, 25, 73, 106
Coronavirus 11, 53, 73, 106f.
COVID-19 73
Cumarsäure 53
Currypulver 111
Cystus 156

D

Darm 54f., 56, 59, 69, 70, 72, 73, 74, 75, 82f. *siehe auch* Reizdarm
Darmflora 73
Darm-Mikroklima 55
Darmmilieu 75, 83, 84
Darmperistaltik, Darmbewegunng 55, 90
Deodorant 154f.
Desinfektionsmittel 99, 141
Diabetes 52, 75
Dioskurides, Pedanios 21
Diphosphat 110
Duftstoffe 145, 149
Durchfall 75f.
Duschgel 91, 141, 155

E

Einlegen in Essig 109
Eisen 34, 59, 60, 61f.
Ekzeme 160
England 22
Enzyme 20, 66, 70, 72, 89
Erkältungskrankheiten 59, 77f., *siehe auch* Fieber, Halsschmerzen, Husten
Ernährung, gesunde 23, 73, 140
Erschöpfung 82
Escherischia coli 84
Essigbakterien 29, 31, 32, 46, 58, 89
Essigessenz 99, 105, 107
Essigforschung 11, 20, 25, 53
Essigherstellung, professionelle 29
Essighut 81
Essigmischungen 114
Essigmutter 33f., 40, 41, 43, 45, 46, 47, 58f., 90, 112
Essigreifung 32, 35
Essigsäure 20, 28, 40, 41, 42, 50, 51, 53f., 69, 75, 91, 96, 107
Essigsäurebakterien 17, 20, 40
Essigsäuregärung 61f.
Essigsocken, -strumpf 19, 78, 87
Essigwickel 19, 77f., 93
Europäische Lebensmittelbehörde EFSA 99
Eustachische Röhre 84

F

Fenchel 111
Fermentation 10, 17, 28, 32, 46, 47, 56, 62
Fesselverfahren 4, 31
Fettsäuren 54, 55
Fieber 77f., 85
Flavonoide 58
Flüssigseifen 141
Forsa 59

Freie Radikale 57
Fruktose 60
Fruktosemaladsorption 60
Fußbad 79, 160, 161
Fußpilz 78f., 160
Fußschweiß 78f., 160f.
Fußspray 161
Fußwickel 19

G

Gallussäure 58
Ganzkörperwaschung 19, 154
Gastritis 96
Gemüse, rohes 105
Gemüsewaschen 105
Gesichtsmaske 146ff.
Gesichtspflege 144
Gesichtswasser 141, 145f.
Getreideessig 16, 56, 85, *siehe auch* Reisessig
Giudici, Paulo 52
Glaesel, Karl 98
Glyphosat 107
Gurgeln mit Essigwasser 77, 80, *siehe auch* Mundspülung

H

Haarewaschen 143, 151
Haarfestiger 153
Haarglanz 152
Haarseife 151, 152
Halsschmerzen 23, 68, 77
Haltbarkeit von Apfelessig 112
Hamamelis 149, 155
Handpflege 159
Handreinigung 158

Haut 79, 86, 89, 92, 140, 141ff., 144ff., 149f., 150, 154ff., 158, 160f., *siehe auch* Kopfhaut
HCA3 55f.
Heilessig 76
Heilkunde, ayurvedische 77
Heißhunger 69, 72, *siehe auch* Blutzuckerspiegel-Regulation
Hellmiß, Margot 25
Hepatitis-A-Virus 106
Hequa 25
Herstellung, handwerkliche 35
Hildegard von Bingen 16, 21
Hippokrates 19
Histamin 97
Histaminintoleranz 97
Hochschule Rhein-Waal 54, 105, 106
Honig 66, 67
Hornhaut 92, 161
Husten 67, 77, 79f.
Hustensaft 80
Hypertonie 41
Hypoglykämie 96
Hypotonie 96

I

Immunabwehr 54f., 73, 102
Immunsystem 55f., 102
Inhalation 79
Inhaltsstoffe 53ff.
Insektenstiche 80f.
Institut für Prävention und Ernährung, Ismaning 98

J

Jarvis, DeForest Clinton 22ff.

Register

K

Kalium 23, 60
Kaliummetabisulfit 34, 43
Kalzium 60, 85f., 95
Kapazität, antioxidative 57
Keime 11, 55, 66, 71, 75, 77, 91, 102f., 105, 106, 141, 149, 158, *siehe auch* Bakterien, Fußpilz, Viren
Klettenwurzeln 152
Kneipp, Sebastian 19, 87
Kolibakterien 102, 106
Kondo, Tomoo 69
Kopfhaut 151f.
Kopfschmerzen 22, 23, 81f., 86
Körperpeeling 157
Kosmetikindustrie 141
Krankheitsvorbeugung 23, 52, 63, 67, 71, 78, 94, 96
Krebs, Hans Adolf 20, 53
Kümmel 111
Kurkuma 111

L

Lactobacillus 56, 74
Lactococcus 56
Landwirtschaftliche Untersuchungs- und Forschungsanstalt (LUFA) 56f., 59f., 61, 62, 103
Landwirtschaftliches Forschungsinstitut, Lanzhou 56
Lavendel 155
Lavendelblüten 145, 160
Lavendelöl 149
Lebensmittel, fermentierte 10, 55f., 62, 73f.
Leuchs, Johann Carl 22
Ligustrazin 51, 58
Listerien 102, 106
Löffeleinheiten 65

M

Magengeschwür 96
Magensäure 64, 73f., 88, 90, 111
Magnesium 60, 61
Maillard-Reaktion 58
Mangan 51
Massage 155f.
Melanoidine 51, 58, 71
Middlesex University, London 84
Mikroplastik 148
Milchsäure 53, 55f., 73
Milchsäurebakterien 40, 50, 51, 54f., 55f., 68, 73, 75, 91
Mineralstoffe 59f., 105
Mineralstoffgehalt 23
Mückenstiche 87
Müdigkeit 23, 82f.
Mundgeruch 83
Mundspülung 84, 94, *siehe auch* Gurgeln mit Essigwasser
Mundtrockenheit 94
Mutter *siehe* Essigmutter

N

Natron 108, 110
Nervosität 19
Neubabylonisches Reich 19
Nitrat 62
Norovirus 106

O

Oberflächenverfahren 32
Ohrenschmerzen 63, 84f.
Ohrinfektionen 84f.
Ökomonitoring 107
Orléans Verfahren 32
Osteoporose 85, 98
Oxymel 67

Register

P

Pasteur, Louis 20, 28
Pasteurisierung 33
Pawlow, Iwan Petrowitsch 20
Peeling 42, 148, 157
Pektine 61, 90
Pest 19
Pestizide 107f.
Pflanzenschutzmittel 42, 62, 107
Phenylmilchsäure 55f.
Pilzinfektion, vaginale 91
Plinius der Ältere 21
Polymere 148
Polyphenole 34, 50, 56f., 114
PRAL-Wert 98
Problemhaut 145
Propionsäure 53

Q

Quallenstiche 81, 86
Quecksilber 58, 61

R

Rasurbrand 149, 150
Reflux 88
Reinigung von Gemüse und Obst 105, 108
Reisessig 71, 75, 85
Reizdarm 96
Remineralisation des Zahnschmelzes 95f.
Ringelblume 145, 149, 155, 160
Rinse, saure 151f.
Rohessig 32, 46, 47
Rudolf-Schönheimer-Institut für Biochemie 55

S

Salatdressings 103
Salate, vorgeschnittene 106
Salate, vorgeschnittene 106
Salbei 79, 149, 155, 160
Salmonellen 102, 106
Sanddorn 67
SARS-CoV-2 73, 106
Sauerhonig 67
Sauerstoff 28, 29, 31, 32, 46
Säure-Basen-Gleichgewicht 98
Säuregehalt 35, 43, 107, 113
Säurekonzentration 107, 109
Säuren des Essigs 53ff., 58, 90, 103, 140
Säureschutzmantel der Haut 141, 155
Schlafstörungen 19, 86f.
Schnittwunden 87
Schuhwerk 78, 160
Schuppen 152
Schwefel 34, 43, 62
Schweißbildung 79
Schweißfluss 154f.
Schweissgeruch 154
Schwermetalle 58, 61f.
Scott, Cyril 24
Shanxi-Essig 56
Shekar 25
Shrub 44
Silikone 148
Sodbrennen 73, 88
Softdrinks mit Apfelessig 44
Sonnenbrand 89f.
Spanbildner-Verfahren 31, 35
Spannungskopfschmerz 81
Speichelbildung, -fluss, -produktion 20, 70, 83, 93f.
Speiseröhre 88, 95f.
Spurenelemente 51, 59f., 66
Staphylococcus aureus 84
Stäubert, Claudia 55f.
Štornik, Aleksandra 60

Register

Streuobstwiesen 35
Submers-Verfahren 29, 35

T

Tannenspitzen 149, 155
TEAC-Wert 57
Thalmeier, Georg 16, 18, 21, 22, 25
Totes-Meer-Salz 160
Trub 33, 40, 41, 112 *siehe auch* Trübstoffe
Trübstoffe 33, 40, 61, 143 *siehe auch* Trub

U

Universität Suleyman Demirel, Isparta 58
Universität von Honolulu 81, 86
Universität von Maribor 60
Universität von Seoul 84
University of New South Wales, Sydney 73
Unterzuckerung 96
Unverträglichkeiten 143

V

Verbraucherzentrale Bundesverband 99
Verdauung 16, 59, 61, 70, 82f., 88, 90, 96, 99
Verdauungsessig 70
Verfärbungen
  des Essigs 35, 43, 62
  von Speisen 110
Vermonter Volksmedizin 23
Verordnung über den Verkehr mit Essig und Essigessenz 35
Verstopfung 22, 90
Viren 51, 53f., 73f., 75, 77, 92, 102f., 105, 106f., siehe auch Keime,
  behüllte 11, 53, 73, 106f.
Vitamin C 43, 51, 59
Vitamingehalt von Essig 51, 59, 99
Vormann, Jürgen 98

W

Wacker, Sabine 98
Wadenwickel 77f.
Warzen 92
Weinessig 16, 21, 43, 103
Weinsäure 53
Weinsteinbackpulver 110
Wilcox, Christie 86
Wirkung
  antibiotische 71, 75, 94
  antioxidative 57, 59, 67
Wunden 66, 87, 90, 93
Wundversorgung 87

Z

Zahnfleischentzündung 93f.
Zahnschmelz 80, 84, 94, 95
Zhang, Ji-Hong 56
Zink 51, 60, 61
Zitronensäure 53, 59, 107
Zitronensäurezyklus 98
Zungenbürsten 77, 83
Zytokine 73

Bildnachweis

Illustrationen: 17, 28, 30, 32 (Rockel Design/Martin Rockel)

Adobe Stock: 13 (Achim Rosenthal), 24 (Syda Productions), 26/27 (Menta), 31 (Wirestock), 36/37 (zetat), 41 (yanadjan), 52 (ThamKC), 64 (Lightfield Studios), 67 (Anna), 70 (jenesesimre), 74 (Natalia Hubbert), 76 (Anna Repp), 80 (RFBSIP), 82 (contrastwerkstatt), 89 (Jingjits Photography), 104 (Paylessimages), 111 (OlesyaSH), 116 (aboikis), 117 (Alliance), 118 (Liudmyla), 119 (lecic), 121 (noirchocolate), 125 (B.G.Photography), 129 (Martin Rettenberger), 131 (Angel Simon), 137 (Foodlovers), 138/139 (Kazmulka), 140 (Daniel Vincek), 144, 150 (blackday), 153 (Heike Rau), 159 (ryanking999); **AKG Archiv für Kunst und Geschichte:** 18 (N.N.), 20 (Michael Teller); **iStock:** 94 (Ross Hellen); **Mauritius Images:** 33 (Hans Reinhard); **Südwest Verlag Archiv:** 133 (Udo Einenkel); **Shutterstock:** U1 (Oksana Mizina), 14/15 (Dimitrii Ivanov), 48/49 (Dragana Gordic), 50 (T.L.Furrer), 100/101 (stockcreations), 115 (G. Pritchett Photo); **Clemens Sorgenfrey:** 142

Impressum

1. Auflage 2021
© 2021 by Südwest Verlag, einem Unternehmen der Penguin Random House Verlagsgruppe GmbH, Neumarkter Str. 28, 81673 München

Die Firma Friedrich Feldmann GmbH & Co. KG, Karlsruhe, hat dieses Buchprojekt finanziell unterstützt. Der Inhalt wurde von der Autorin unabhängig erstellt, die ebenso das inhaltliche Letztentscheidungsrecht hatte.

HINWEISE

Die Verwertung der Texte und Bilder, auch auszugsweise, ist ohne Zustimmung des Verlags urheberrechtswidrig und strafbar. Dies gilt auch für Vervielfältigungen, Übersetzungen, Mikroverfilmung und für die Verarbeitung mit elektronischen Systemen.
Sollte diese Publikation Links auf Webseiten Dritter enthalten, so übernehmen wir für deren Inhalte keine Haftung, da wir uns diese nicht zu eigen machen, sondern lediglich auf deren Stand zum Zeitpunkt der Erstveröffentlichung verweisen.
Das vorliegende Buch wurde sorgfältig erarbeitet. Dennoch erfolgen alle Angaben ohne Gewähr. Weder der Autor noch der Verlag können für eventuelle Nachteile oder Schäden, die aus den im Buch gegebenen praktischen Hinweisen resultieren, eine Haftung übernehmen.

Projektleitung: Andrei Teusianu

Redaktion und Register: Clemens Sorgenfrey

Rezepte: Regina Rautenberg

Bildredaktion: Sabine Kestler und Franziska Polenz

Korrektorat: Katharina Kirchschlager

Layout und Satz/DTP: Bernhard Heun

Druck und Bindung: Acione, Lavis

Printed in Italy

ISBN: 978-3-517-09983-5

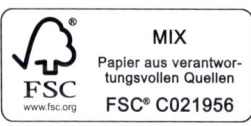

Penguin Random House Verlagsgruppe GmbH FSC ®N001967

NATUR PUR
für gesunde Hygiene

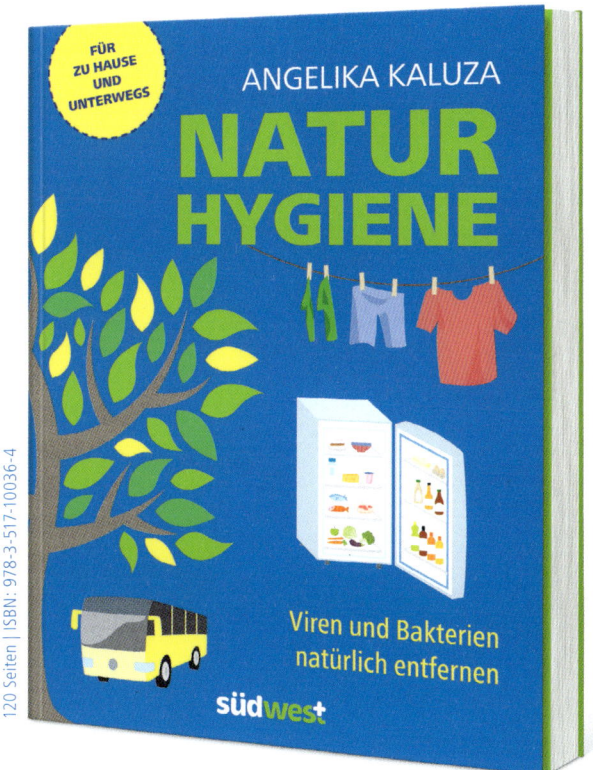

In diesem Ratgeber erfahren Sie, wie Sie ganz ohne Chemie hygienische Sauberkeit zu Hause und unterwegs erreichen können. Das Konzept der Natur-Hygiene hilft Ihnen, mit rein biologischen Inhaltsstoffen – Essig, Zitronensäure, Natron und Wasser – krankmachende Viren und Bakterien zu entfernen. Die sogenannten Hygiene-Hotspots zeigen auf einen Blick, was Sie beachten müssen, um langfristig ein sauberes, hygienisches und gesundes Zuhause zu haben.

Mehr Infos unter suedwest-verlag.de

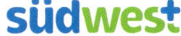

MIT GUTEN FETTEN
gegen Herzinfarkt & Co.

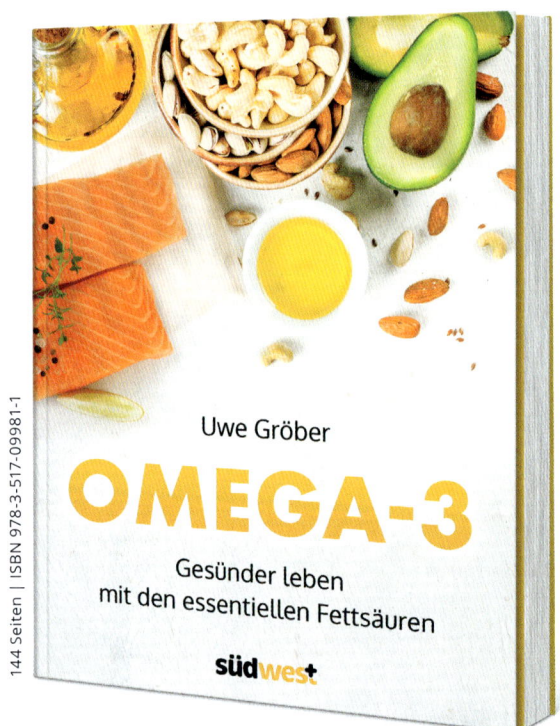

Mikronährstoffexperte Uwe Gröber erklärt, wie Sie mit Omega-3-Fettsäuren Krankheiten wie Herzinfarkt oder Schlaganfall vorbeugen, das Risiko von Darm- oder Brustkrebs verringern sowie Ihre Darmgesundheit und Hirn- und Gedächtnisleistung fördern.

Mehr Infos unter suedwest-verlag.de

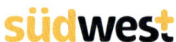